DU NERF PNEUMOGASTRIQUE

(PHYSIOLOGIE NORMALE ET PATHOLOGIQUE)

BIBLIOTHÈQUE GÉNÉRALE DE MÉDECINE

Drs G. ARTHAUD ET L. BUTTE

DU NERF PNEUMOGASTRIQUE

(PHYSIOLOGIE NORMALE ET PATHOLOGIQUE)

DIABÈTE. — ALBUMINURIES NÉVROPATHIQUES

(*Asthme — Névropathie cérébro-cardiaque, etc.*)

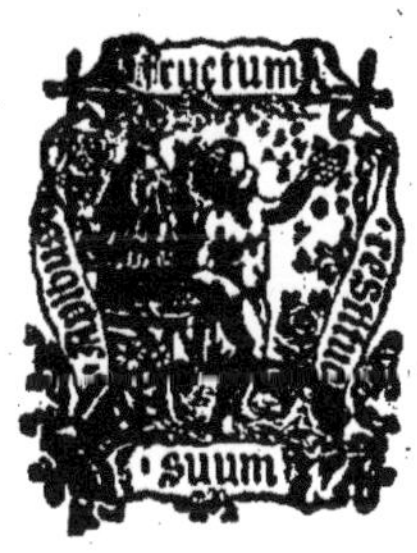

PARIS

PUBLICATIONS
DE LA POLICLINIQUE DE PARIS
28, RUE MAZARINE, 28

SOCIÉTÉ
D'ÉDITIONS SCIENTIFIQUES
4, RUE ANTOINE-DUBOIS, 4

1892

INTRODUCTION

La dénomination de nerf vague appliquée au nerf pneumogastrique, quoiqu'elle ait surtout une signification anatomique, implique bien l'état d'obscurité dans lequel on a été longtemps plongé relativement à son mode d'action. Cependant, depuis de nombreuses années, il est bien peu de physiologistes qui n'aient voulu contribuer à éclaircir la physiologie de ce nerf important ; aussi nous voyons les expériences s'accumuler tous les jours et il est souvent fort difficile de se reconnaître au milieu des faits en apparence contradictoires qu'on rencontre à chaque pas.

De gros volumes ont déjà été écrits et, dans bon nombre de cas, n'ont pas fait avancer beaucoup la somme de nos connaissances sur cette question. Cependant une critique scientifique bien conduite devrait nous donner la clef de nombreuses obscurités et nous permettre de nous frayer une voie à travers ce dédale de faits accumulés. De plus, il est indispensable de faire encore de nouvelles expériences et de compléter celles qui ne sont qu'à l'état d'ébauche. C'est là un travail que nous avons entrepris depuis plus de quatre années et ce n'est que depuis quelques mois que nous croyons être un peu sortis du chaos et que nous commençons à voir clair dans la physiologie du nerf pneumogastrique.

Certes, il serait à désirer qu'une étude synthétique rapide permît de bien comprendre son rôle, et nous eussions voulu commencer notre travail par l'exposé de cette synthèse. Malheureusement, dans l'état actuel de la science, nous avons jugé qu'il n'était pas encore possible de débuter ainsi et nous nous sommes contentés d'un rôle plus modeste. Suivant en cela les principes de la méthode expérimentale, nous avons dû commencer par l'analyse des fonctions et ce n'est qu'après l'exposé et la critique des travaux antérieurs des physiologistes et la relation de nos recherches personnelles que nous essayerons, sous forme de conclusions, de tirer des lois de tous les faits observés.

Dès qu'on aborde l'étude de la physiologie du nerf vague, on se trouve tout d'abord en présence d'une grosse difficulté ; nous ne voulons pas parler seulement du nombre considérable des organes vis-à-vis desquels il paraît exercer une action, mais des modalités différentes de cette action : tantôt moteur, tantôt sensitif, tantôt vaso-moteur, c'est un nerf à fonctions très variées et qui paraît jouer presque simultanément des rôles différents en présence d'un même organe. C'est là ce qui fait la grande difficulté de son étude et ce qui explique les contradictions multiples et les travaux considérables auxquels se sont livrés les expérimentateurs pour arriver à comprendre sa physiologie.

Nous diviserons notre travail en quatre parties : dans la première nous exposerons, aussi succinctement que possible, l'état actuel de nos connaissances sur l'anatomie du pneumogastrique. Cette brève étude anatomique est une introduction indispensable à l'étude physiologique.

Dans la deuxième partie nous étudierons isolément les différentes fonctions et les différents organes qui se trouvent sous la dépendance des nerfs vagues ; c'est ainsi que nous rechercherons l'action de ces nerfs sur le larynx, sur les poumons, sur le cœur, sur l'estomac, sur l'intestin, sur le foie, sur les reins, etc. Dans un chapitre spécial nous verrons si la nutrition élémentaire elle-même n'est pas influencée par les nerfs que nous étudions.

Puis, cette étude analytique une fois faite, nous essayerons, dans une troisième partie, de faire un résumé succinct de la physiologie du ne pneumogastrique, c'est-à-dire de condenser données fournies par l'analyse, en insistant su tout sur les résultats nouveaux qui découlent de nos recherches expérimentales personnelles.

Enfin, dans une quatrième partie, nous tenterons d'appliquer à la pathologie les données nouvelles qui nous auront été fournies dans les chapitres précédents et, sans vouloir faire toute la physiologie pathologique du nerf vague, nous insisterons uniquement sur la pathogénie de certaines affections qui nous paraissent avoir pour cause première des altérations du nerf pneumogastrique.

Ajoutons que nous avons surtout voulu faire un travail original et que nous avons insisté spécialement sur certaines fonctions du nerf encore peu connues. L'action du vague sur les organes digestifs, sur les reins, sur la nutrition élémentaire a longuement attiré notre attention. Nous avons été plus brefs dans l'étude du pneumogastrique thoracique pour laquelle nous nous sommes bornés à résumer les connaissances acquises en y ajoutant seulement quelques expériences personnelles.

DU NERF PNEUMOGASTRIQUE

(*Physiologie normale et pathologique*)

DIABÈTE. ALBUMINURIES NERVEUSES

PREMIÈRE PARTIE

APERÇU ANATOMIQUE

Le pneumogastrique est un nerf mixte qui se distribue aux organes de la région du cou, du thorax et de l'abdomen.

Willis le considérait comme la branche principale de la 8e paire crânienne ; pour les anatomistes modernes, il constitue la 10e paire des nerfs crâniens.

Son origine apparente se produit sur la partie latérale et supérieure du bulbe rachidien et on voit sortir ses racines du sillon latéral qui sépare l'olive du faisceau intermédiaire par 10 ou 12 faisceaux radiculaires échelonnés. Au-dessus de lui sont les racines du glosso-pharyngien, au-dessous celles du spinal. Cette origine se fait suivant la même ligne que celle des racines postérieures des nerfs rachidiens.

L'origine réelle du nerf vague se fait dans plusieurs noyaux de substance grise situés dans le plancher du

4e ventricule. Ces noyaux, qui lui sont communs avec le glosso-pharyngien et la portion bulbaire du spinal, sont au nombre de deux : l'un *moteur*, plus petit, est situé dans la partie antéro-latérale du bulbe à la partie externe du noyau accessoire de l'hypoglosse et doit être considéré comme le prolongement de la tête de la corne antérieure de la moelle ; l'autre sensitif, plus gros, se trouve dans l'aile grise, sur les côtés du plancher du 4e ventricule ; il fait suite à la base des cornes postérieures de la moelle (1).

Trajet. — Les différentes racines du pneumogastrique sortent du bulbe et se réunissent en un seul faisceau qui se dirige transversalement en haut et en dehors pour sortir par le trou déchiré postérieur dans une gaine ostéo-fibreuse qui lui est commune avec le spinal en avant duquel il est placé. Le glosso-pharyngien se trouve en avant, la jugulaire interne en arrière. Pendant son trajet intra-crânien le pneumogastrique est contenu dans une gaine arachnoïdienne qui lui est commune avec le glosso-pharyngien et le spinal.

Pour faciliter la description, nous étudierons séparément la portion cervicale, la portion thoracique et la portion abdominale du nerf.

1° *Portion cervicale.*

A son passage dans le trou déchiré postérieur, le pneumogastrique présente un renflement, le *ganglion jugulaire* ovoïde, grisâtre, de 4 à 6 millimètres de longueur où aboutissent les anastomoses fournies par le facial, le ganglion cervical supérieur, quelques filets du spinal et le glosso-pharyngien.

(1) Mathias Duval. *Nouv. Dict. de méd. et de chir.*, Art. Nerfs, t. XXIII.

Peu après sa sortie du trou déchiré, le nerf se présente sous l'aspect d'une masse plexiforme, allongée, de 2 à 3 centimètres ; c'est le *plexus gangliforme* qui reçoit la branche interne du spinal, une anastomose du grand hypoglosse, une autre avec l'anse des deux premiers nerfs cervicaux et enfin des rameaux du ganglion cervical sympathique supérieur. L'anastomose avec le spinal est des plus importantes et, à partir de ce moment, c'est plutôt à un nerf vago-spinal qu'à un nerf pneumogastrique que nous avons à faire.

Le long du cou le nerf est situé au devant de la colonne vertébrale entre la carotide primitive en dedans et la veine jugulaire interne en dehors, en avant du ganglion cervical supérieur du grand sympathique. Il descend ainsi verticalement dans la même gaine que les vaisseaux, croisé dans sa partie moyenne par le grand hypoglosse qui lui était d'abord postérieur.

Branches cervicales. — Dans cette première portion le pneumogastrique fournit :

1° Des rameaux pharyngiens qui vont s'anastomoser avec des filets du glosso-pharyngien et du ganglion cervical supérieur pour former le plexus pharyngien dont les branches se terminent dans les muscles et la muqueuse du pharynx.

2° Le nerf laryngé supérieur qui passe au-dessous de la carotide interne, descend à son côté interne vers le larynx et se termine par deux rameaux : l'un externe qui va innerver le constricteur inférieur du pharynx, le muscle crico-thyroïdien et, par quelques filets, la muqueuse du larynx (Sappey) ; l'autre interne qui traverse la membrane thyroïdienne et va se terminer dans la portion sus-glottique de la muqueuse du larynx. De ce rameau interne part un filet qui va s'anastomoser avec le nerf récurrent (anastomose de Galien).

3° Les filets cardiaques supérieurs.

4° Le nerf laryngé inférieur ou récurrent que nous décrirons ici en raison de sa distribution dans le larynx, bien qu'il naisse plutôt à la partie supérieure de la portion thoracique. Ce nerf a un trajet différent à droite et à gauche. A droite il naît au devant de l'artère sous-clavière sous laquelle il passe pour remonter le long de l'œsophage jusqu'à la partie supérieure du larynx. A gauche il est plus long, plus volumineux ; il descend au devant de la crosse de l'aorte qu'il embrasse et remonte en arrière dans l'angle de l'œsophage et de la trachée pour suivre le même trajet qu'à droite. Ce parcours bizarre nous est facilement expliqué par l'embryogénie. Le récurrent se termine par deux branches; l'une antérieure qui se rend aux muscles crico-aryténoïdien latéral et thyro-aryténoïdien, l'autre postérieure qui va innerver les muscles crico-aryténoïdien postérieur et aryténoïdien transversal. Cette dernière envoie quelques filets à la muqueuse sous-glottique ; c'est elle qui reçoit l'anastomose de Galien qui fait communiquer le récurrent avec le laryngé supérieur. Avant sa terminaison, le récurrent fournit des filets cardiaques, œsophagiens, trachéens et pharyngiens.

2° *Portion thoracique.*

Les rapports du nerf sont différents à droite et à gauche.

A droite le pneumogastrique pénètre dans le thorax entre la veine et l'artère sous-clavières, les croisant presqu'à angle droit ; plus bas il passe derrière le tronc veineux brachio-céphalique, puis dans le sillon séparant la trachée de l'œsophage. A la bifurcation de la trachée, il fournit des filets au plexus pulmonaire ; puis il gagne le bord droit et plus loin la partie postérieure de l'œsophage.

A gauche, il entre dans le thorax entre l'artère sous-clavière et l'artère carotide derrière le tronc veineux brachio-céphalique ; il croise la face antérieure de la crosse de l'aorte, passe ensuite en arrière de la branche gauche où il fournit un grand nombre de rameaux concourant à la formation du plexus pulmonaire en s'épanouissant en quelque sorte ; puis il se reforme pour se porter à la partie antérieure de l'œsophage et pénétrer avec lui dans l'abdomen.

α *Branches thoraciques.* — Elles sont en nombre variable. Nous avons parlé de celles qui naissent de la portion cervicale ; elles sont longues, obliques de haut en bas, croisent la sous-clavière à droite, l'aorte à gauche pour aboutir au ganglion de Wrisberg et au plexus cardiaque entre la base du cœur et la crosse de l'aorte. Les rameaux thoraciques vont se perdre de la même façon dans les parties profondes du plexus cardiaque.

β *Rameaux pulmonaires.* — Ces rameaux sont très nombreux : les uns naissent au-dessus de la bifurcation de la trachée pour aller à la face antérieure des bronches et s'enfoncer dans l'épaisseur du poumon : c'est le plexus pulmonaire antérieur formé des rameaux droits et gauches.

D'autres plus nombreux naissent au moment où le pneumogastrique croise la face postérieure des bronches derrière l'oreillette gauche et vont former le plexus pulmonaire postérieur. Il y a un plexus droit et un plexus gauche, plus considérable, reliés entre eux par des anastomoses très remarquables. Ces plexus sont situés derrière les bronches et donnent naissance à des filets œsophagiens, trachéaux, péricardiques et surtout bronchiques. *Sappey* a pu suivre le trajet de ces derniers le long des bronches jusqu'aux lobules pulmonaires Les plexus sont complétés par de nombreux filets émanés des ganglions thoraciques du grand sympathique

γ *Rameaux œsophagiens inférieurs.* — Ils viennent du pneumo-gastrique après qu'il s'est reconstitué au-dessous des plexus pulmonaires. Ils entourent l'œsophage pour constituer le plexus œsophagien à l'aide des anastomoses venus des nerfs des deux côtés et offrent l'apparence d'un réseau formé de mailles elliptiques, allongées.

3° *Portion abdominale.*

C'est par l'orifice œsophagien qu'arrivés au diaphragme les pneumogastriques pénètrent dans l'abdomen.

Le nerf pneumogastrique gauche est situé en avant de l'œsophage qu'il suit jusqu'à la face antérieure de l'estomac où il s'épanouit. Certaines branches s'y terminent ; d'autres continuent leur trajet jusqu'à la petite courbure : là un groupe de filets nerveux s'avance entre les feuillets de l'épiploon gastro-hépatique pour atteindre l'extrémité gauche du sillon transverse du foie où il pénètre avec le plexus nerveux venu du plexus solaire. Un autre groupe moins important suit la petite courbure et gagne le duodénum.

Le nerf droit, plus volumineux, situé en arrière du cardia, fournit d'abord de nombreux rameaux à la face postérieure de l'estomac, puis il envoie une anastomose à la partie interne du ganglion semi-lunaire droit et, avec le nerf grand splanchnique, contribue à former l'anse mémorable de Wrisberg.

Branches abdominales. — Nous avons parlé des plexus gastriques de la face antérieure et de la face postérieure de l'estomac. Ils se distribuent aux membranes muqueuse et musculeuse.

D'après *Kollmann*, les filets hépatiques fournis par

le pneumogastrique sont aussi nombreux que les filets stomacaux.

Outre les rameaux qu'il donne au ganglion semi-lunaire droit, le nerf vague semble aussi fournir des rameaux très fins au pancréas, à la rate, à l'intestin grêle, au rein et à la capsule surrénale.

Ces rameaux s'anastomoseraient avec des rameaux du sympathique. Il est même possible, mais non certain, que certains filets, émergeant des ganglions semi-lunaires, proviennent du pneumo gastrique et aillent innerver le gros intestin et les organes génito-urinaires concurremment avec des filets du sympathique.

Telle est, résumée à grands traits, l'anatomie du nerf vague ; il nous reste encore quelques mots à dire sur sa structure et sur son anatomie comparée.

Structure.

Les fibres du pneumogastrique sont de très petit calibre comparativement aux autres nerfs encéphalo-rachidiens ; elles perdent pour la plupart leur myéline au moment de leur passage à travers les ganglions. Le nombre des fibres de Remak est plus considérable que dans les autres nerfs.

Ses terminaisons dans le larynx se font, soit par de fins cylindres axes qui aboutissent à des corpuscules piriformes de 35 μ. de diamètre environ, soit entre l'épithélium de la même manière que pour l'épithélium cornéen (*Smanowsky*).

Dans le poumon, l'estomac et l'intestin, les terminaisons nerveuses du vague sont mal connues.

Il en est de même pour ses terminaisons dans le myocarde ; cependant on croit que les cellules musculaires sont traversées dans leur partie moyenne par des cylindres-axes nus qui perforent plusieurs cellules (*Ranvier*).

Anatomie comparée.

Au point de vue de l'embryogénie, le pneumogastrique apparaît dès le 3e jour chez le poulet (*Foster* et *Balford*). Son développement est très précoce et, à un certain moment, ses dimensions dépassent celles de l'œsophage.

Au point de vue morphologique, le nerf vague, chez les plagiostomes, représente 4 ou 5 racines dorsales des paires crâniennes qui correspondent aux 6e, 7e, 8e et 9e proto-vertèbres (1).

François-Franck (2) nous a appris que, d'une part, chez un certain nombre de mammifères, la portion bulbaire du spinal et le nerf vague ne sont pas dissociés et que, d'autre part, chez les chéloniens et les oiseaux, le spinal (branches bulbaires) et le pneumogastrique sont confondus presque complètement.

Chez la grenouille, le vague sort de la moelle par plusieurs racines dont l'inférieure est l'analogue du nerf accessoire ou spinal. A sa sortie du canal médullaire, le vague traverse un petit ganglion qui est en connexion avec quelques fibres du sympathique ; il se divise ensuite en deux branches : l'une supérieure (glosso-pharyngien), l'autre inférieure (vague proprement dit). Cette dernière branche se rend au cœur.

L'anatomie comparée tend donc à nous faire admettre comme une unité anatomique les deux nerfs spinal et pneumogastrique auxquels on peut ajouter le glosso-pharyngien dont l'origine réelle dans la moelle allongée se fait presque dans le même point.

Signalons enfin l'union intime du pneumogastrique

(1) Van Wijhe. — C. R. Acad. d'Amsterdam, 1883.

(2) Cours du collège de France, 1880, et *Soc. de Biologie*, 1881.

et du sympathique, au cou, chez les chiens, et rappelons les idées de *Marshall Hall*, de *Weber* qui, en raison des nombreuses anastomoses du vague avec le grand sympathique, en raison de sa structure et de sa division en plexus, pensent qu'on pourrait faire de ce nerf une sorte de second sympathique.

DEUXIÈME PARTIE

ÉTUDE PHYSIOLOGIQUE

CONSIDÉRATIONS GÉNÉRALES

Le nerf pneumogastrique, par l'importance de ses connexions anatomiques et le rôle physiologique prépondérant qui en résulte, doit être considéré comme une branche nerveuse d'une utilité primordiale dans l'équilibration des diverses fonctions organiques.

Tous les savants, qui, depuis *Flourens*, *Magendie*, *Cl. Bernard*, ont consacré leur vie à la recherche des lois qui régissent les organismes vivants, ont abordé l'étude de la physiologie de ce nerf.

La moisson des faits ainsi recueillis a été considérable; mais, malgré tout, à l'heure actuelle, c'est à peine si quelques expériences fondamentales, mal reliées entre elles, permettent d'établir un lien rationnel entre une multitude d'observations isolées, souvent contradictoires, parfois suspectes, qui constituent la majeure partie des connaissances acquises sur ce sujet.

Cependant, bien qu'il reste encore beaucoup de points obscurs dans la physiologie des nerfs vagues, on est en droit de reconnaître que, peu à peu, sous l'influence des progrès incessants de la technique expérimentale, l'obscurité tend à se dissiper. Il y a aujourd'hui un certain nombre d'expériences fondamentales devenues classiques et qui doivent servir en quelque sorte de point de départ constant pour les recherches ultérieures.

Parmi les travaux qui font époque, il faut tout d'abord rappeler l'expérience tant de fois reproduite et tentée par *Bichat*, puis par *Dupuytren*, de la section pure et simple des pneumogastriques au cou.

Cette expérience simple, presque grossière, était bien propre à frapper l'imagination des esprits de ce temps, car elle démontrait au delà de toute évidence l'importance prépondérante des filets nerveux contenus dans le tronc des nerfs vagues.

Depuis que les résultats de cette première expérience ont été définitivement consacrés par l'unanimité des physiologistes, on a pu élucider progressivement le mécanisme de la mort rapide qui suit fatalement la section bilatérale des deux nerfs.

Les recherches de *Le Gallois*, de *Longet*, de *Flourens*, de *Vulpian* nous ont appris que, si les animaux succombaient quelquefois brusquement à la paralysie de la glotte et à l'asphyxie consécutive, il y avait, à côté de cette cause de mort immédiate et facile à écarter, d'autres causes moins évidentes, moins tangibles et dont le mécanisme plus délicat restait à déterminer.

Cl. Bernard nous a appris, au cours de ses mémorables recherches sur la glycogénie animale, que la section des vagues entravait cette fonction indispensable à la vie et que la disparition progressive du sucre dans le foie et le sang devait être incriminée comme cause prépondérante de l'arrêt des fonctions vitales bien plus que les pneumonies massives plus inconstantes malgré leur fréquence.

L'illustre physiologiste démontrait en même temps le rôle de pneumogastrique comme nerf sensitif du poumon et donnait enfin l'explication des propriétés du nœud vital de Flourens comme centre des fonctions respiratoires et comme régulateur de la fonction glycogénique.

Auparavant *Budge* et *Weber* avaient signalé le rôle singulier du pneumogastrique dans l'innervation du cœur, premier exemple de ces phénomènes de l'inhibition que *Bernard* et surtout *Brown-Séquard* devaient généraliser par la suite.

La découverte de *Cyon* devait compléter ces résultats et étendre jusqu'au cœur les fonctions sensitives des rameaux des pneumogastriques. Ce travail, complété par les recherches de *Laffont* et de *Filehne*, devait achever la démonstration des propriétés centripètes du nerf vague.

Si, à ces recherches, nous joignons celles de *Bert* sur la respiration, celles de *Longet* sur l'innervation de l'estomac, celles de *Goltz* sur le réflexe d'arrêt du cœur par pincement de l'intestin et enfin, celles plus récentes de *François-Franck* sur les principaux points de la physiologie du même nerf, nous aurons complété l'ensemble des faits essentiels qui représentent les étapes successives parcourues depuis l'éclosion des recherches expérimentales dans le domaine qui nous occupe.

Si maintenant nous faisons le résumé des faits incontestablement acquis à la science, nous voyons que l'on sait aujourd'hui que le pneumogastrique a un triple rôle : sensitif, moteur et trophique vis-à-vis de la majeure partie des organes thoraciques et abdominaux. Reste à déterminer sur quels organes cette action s'exerce isolément ou simultanément. C'est ce que nous allons essayer d'entreprendre en étudiant séparément chaque viscère au point de vue de l'action exercée sur lui par le pneumogastrique.

Mais, avant de commencer, disons quelques mots de technique.

Les procédés employés par les physiologistes pour étudier les fonctions d'un organe nerf, glande, etc.), sont ordinairement de deux ordres : le premier consiste à supprimer la fonction en supprimant l'organe (section pour un nerf) et à voir quels sont les phénomènes qui en sont la conséquence ; l'abolition de certains actes, l'apparition de certains autres, sont directement ou indirectement sous la dépendance de l'organe supprimé.

Le second procédé consiste à exagérer les fonctions de l'organe par des excitations diverses, et, en premier lieu, pour le système nerveux, par l'électrisation.

Mais à l'aide de ces excitations on n'obtient que des effets momentanés ; leur connaissance au point de vue des fonctions de l'organe est évidemment de la plus haute importance ; mais il nous a semblé qu'on n'avait pas jusqu'ici suffisamment insisté sur un troisième procédé d'étude qui nous a déjà donné des résultats et qui consiste à déterminer une irritation permanente de l'organe. En effet, en provoquant, à l'aide de substances chimiques inertes ou plus ou moins caustiques, une irritation dans l'intimité des tissus, on peut obtenir des lésions qui durent un certain temps, quelquefois plusieurs mois, et qui peuvent permettre d'observer la production de phénomènes spéciaux très intéressants, surtout au point de vue de la pathologie expérimentale. Ces phénomènes, qui ont pour cause déterminante l'excitation permanente de l'organe qu'on étudie, peuvent rendre plus complètes nos connaissances sur sa physiologie.

C'est en effet en nous servant de cette dernière méthode que nous avons été mis sur la voie de l'action jusqu'ici inconnue exercée par le pneumogastrique sur la sécrétion urinaire et que nous avons pu arriver, en combinant ce procédé avec les autres, à bien mettre en évidence cette action.

Nous avons également obtenu des résultats intéressants, relativement à l'action du vague sur d'autres organes, et cette partie de notre travail, que nous croyons véritablement originale, nous a conduits à des aperçus nouveaux que nous exposerons à leur place.

Entrons maintenant dans l'étude analytique des

fonctions du vague et voyons quelle est l'action de ce nerf sur chaque viscère pris isolément.

Nous diviserons cette étude en trois parties : la première comprendra l'action du pneumogastrique sur l'appareil de la respiration (*pneumogastrique respiratoire*) ; la deuxième l'action du vague sur l'appareil de la circulation (*pneumogastrique circulatoire*) ; enfin, dans la troisième, nous étudierons les rapports physiologiques du nerf avec les organes de la digestion et les autres viscères abdominaux (*pneumogastrique abdominal*).

Cette troisième partie est la moins connue ; nous nous sommes efforcés, par nos recherches expérimentales personnelles, d'y apporter un peu de lumière et nous pensons avoir élucidé, sinon complètement, au moins, en partie, quelques points particuliers de la physiologie de cette portion du vague

---

CHAPITRE PREMIER

PNEUMOGASTRIQUE RESPIRATOIRE

§ I. — ACTION DU PNEUMOGASTRIQUE SUR LE LARYNX ET LA TRACHÉE ARTÈRE.

Les filets du vague qui se rendent au larynx et à la trachée leur apportent la sensibilité et le mouvement. Ils exercent aussi une action vaso-motrice et une influence trophique sur ces organes ; nous avons donc à étudier ces différentes fonctions du nerf de la 10e paire.

Sensibilité.

Les nerfs qui se rendent au larynx et qui viennent du pneumogastrique sont les *laryngés supérieurs* et les *laryngés inférieurs* ou récurrents ; mais c'est surtout par les premiers que s'exerce l'action sensitive sur l'organe de la phonation.

On connaît l'excessive sensibilité de la muqueuse laryngée et surtout de sa portion sus-glottique. Cette sensibilité disparaît et la muqueuse devient insensible depuis l'entrée du larynx jusqu'aux bords libres des cordes vocales après la section des laryngés supérieurs.

La muqueuse sous-glottique et celle de la trachée sont bien moins sensibles ; cependant, il y existe une sensibilité obtuse qui est également sous la dépendance des laryngés supérieurs, bien que les fibres centripètes qui innervent ces parties semblent provenir des récurrents. Comme l'a montré *Fr. Franck*, la section des laryngés inférieurs n'empêche pas en effet l'apparition de la toux quand on excite la muqueuse de la partie inférieure du larynx ou de la trachée. Dans ce cas, l'irritation centripète se transmet au laryngé supérieur par l'anastomose de Galien, branche nerveuse fournie au récurrent par le laryngé supérieur, ainsi que l'ont démontré les recherches de *Philippeaux* et *Vulpian*, qui ont constaté la dégénérescence wallérienne de toutes les fibres de l'anastomose de Galien à la suite de la section du laryngé supérieur.

Motilité.

Si les laryngés supérieurs donnent surtout la sensibilité au larynx, ce sont les laryngés inférieurs qui lui fournissent en grande partie la motilité. On sait que ces derniers nerfs proviennent du spinal et que l'arrachement des racines du spinal dans le crâne par le procédé de Cl. Bernard détermine des phénomènes analogues à ceux qui se passent après la section des récurrents.

Cependant le *laryngé supérieur* exerce, lui aussi, une action motrice sur le larynx et *Longet* a montré que son rameau externe allait innerver le muscle crico-thyroïdien et que la section de celui-ci, lorsqu'elle était pratiquée des deux côtés, amenait un peu de raucité de la voix, par suite de la paralysie du crico-thyroïdien qui produit le relâchement des cordes vocales.

Longet nous a également appris que tous les autres muscles du larynx sont innervés par le *récurrent*.

L'excitation faradique du bout périphérique de ce nerf détermine une contraction de tous les muscles du larynx, excepté du crico-thyroïdien ; la glotte se ferme et la respiration s'arrête au moment même où l'on fait l'excitation.

• Après la section des deux nerfs chez le chien, l'animal devient aphone par suite de la paralysie des muscles laryngés ; les cordes vocales deviennent flottantes, se rapprochant pendant l'inspiration, s'écartant pendant l'expiration. Suivant que l'expérience a été pratiquée chez des animaux jeunes ou chez des animaux adultes, on observe des résultats différents au point de vue de la survie. Chez les premiers la mort survient par asphyxie, à la suite de suffocation, de une demi-heure à trois heures après la section ; les seconds survivent beaucoup plus longtemps.

Legallois nous a donné l'explication de cette différence. Elle tient à ce que, chez les jeunes animaux, les lèvres de la glotte, flasques dans toute leur longueur, se rapprochent complètement pendant l'inspiration et ne laissent aucun passage à l'air, tandis que, chez les animaux plus âgés, l'occlusion de la glotte n'est pas complète, grâce à la plus grande résistance des articulations aryténo-cricoïdiennes qui empêchent les cartilages aryténoïdes de se rapprocher et laissent ainsi, en arrière des lèvres glottiques, un espace béant par lequel l'air peut passer pendant l'inspiration.

Si nous ajoutons qu'on peut obtenir une abduction des cartilages aryténoïdes par une excitation faible du bout périphérique du récurrent et une adduction des mêmes cartilages par une excitation plus forte (*Donaldson*) (1), nous aurons exposé les idées classiques sur l'innervation motrice du larynx.

Depuis quelques années des idées nouvelles tendent à se faire jour et, à la suite d'observations cliniques

(1) The function of the recurrent laryngeal nerve. *Americ. Journal of the Medic. Sciences*, juillet 1886.

(*Tuerck*, *Mackenzie*) et de recherches anatomiques et expérimentales (*Exner*) (1) on paraît vouloir revenir sur les opinions admises jusqu'ici. Certains muscles du larynx : le thyro-aryténoïdien, les crico-aryténoïdiens postérieur, oblique et tranverse recevraient leur innervation motrice non seulement du récurrent, mais aussi du laryngé supérieur. Quant au crico-thyroïdien il recevrait, en outre, des fibres motrices venant du laryngé supérieur, d'autres filets d'un nerf tirant son origine du plexus pharyngé et qu'Exner appelle nerf laryngé moyen.

Action vaso-motrice.

Cette action, si elle existe, est peu connue. *Vulpian* (2) n'a jamais obtenu d'effet appréciable sur les vaisseaux des muqueuses laryngée et trachéale en excitant les bouts périphériques des nerfs laryngés supérieurs, tandis qu'en faradisant les bouts centraux des vagues il a pu observer nettement que la muqueuse pâlissait ; il y a là un effet réflexe qui aurait besoin d'être étudié plus complètement.

Action trophique.

C'est surtout à la suite des lésions du pneumogastrique ou de ses branches observées chez l'homme qu'on a noté des troubles trophiques du côté de l'organe de la phonation.

Todd et Gairdner (2) ont trouvé une atrophie des muscles de la glotte à la suite de la paralysie des récurrents comprimés par des tumeurs intra-thoraciques.

(1) Ueber die Innervation der Larynx-Muskeln. Gesellschaft der Wiener Aerzte, 1884.

(2) Dyspnée dans les anévrysmes de l'aorte thoracique. *Arch. gén. de Méd.*, 1853.

Jean (1), plus récemment, dans un cas d'atrophie du vague et du récurrent du côté gauche, a vu une atrophie très nette de la corde vocale gauche ; le muscle thyro-aryténoïdien du même côté avait diminué d'un tiers.

§ II. — ACTION DU PNEUMOGASTRIQUE SUR LE POUMON.

Le vague exerce sur le poumon une action des plus complexe ; il donne à cet organe la sensibilité et le mouvement ; son action vaso-motrice est probable ; quant à l'influence trophique qu'il exerce sur le poumon, il y a déjà longtemps qu'elle a été mise en évidence.

Innervation centripète.

Brown-Sequard, *Donders*, *Hering* ont indiqué la présence dans le poumon de fibres nerveuses sensitives provenant du vague.

Fr. Franck nous a donné la preuve expérimentale de l'existence de ces nerfs. Lorsqu'on provoque une irritation de la surface endo-pulmonaire, en amenant à son contact du gaz ammoniaque ou de l'acide sulfureux, on observe un arrêt des mouvements respiratoires avec resserrement actif du poumon. Si l'on sectionne un seul pneumogastrique on voit encore se produire cet acte réflexe ; mais il n'apparaît plus si les deux vagues sont sectionnés.

Ces expériences nous montrent qu'il existe dans le poumon des filets sensitifs provenant du vague qui vont porter aux centres nerveux les impressions reçues au niveau des alvéoles pulmonaires.

(1) *Bulletin de la Soc. anatomique*, 1876.

La sensibilité est ainsi fournie aux bronches par le vague et c'est également à *Fr. Franck* que nous en devons la démonstration physiologique. Les filets sensitifs qui innervent la muqueuse bronchique passent par le récurrent, puis vont rejoindre le laryngé supérieur par l'anastomose de Galien. Nous avons déjà dit que cette branche anastomotique vient du laryngé supérieur; par conséquent, c'est de ce nerf que les fibres sensitives des bronches tirent leur origine.

Action centripète sur les mouvements et sur le rhythme de la respiration. — Comme le fait remarquer justement le professeur *Mathias Duval*, c'est le pneumogastrique qui est, de tous les nerfs, celui dont l'excitation centripète doit modifier le plus l'état d'activité de l'appareil respiratoire, puisque « le centre ou noyau respiratoire correspond précisément au niveau de son implantation dans le bulbe et qu'ainsi l'anatomie descriptive suffit à le désigner pour le principal ou au moins le plus direct des conducteurs centripètes du réflexe de la respiration ».

Ce centre respiratoire auquel aboutissent les filets centripètes du pneumogastrique est situé à l'extrémité inférieure du quatrième ventricule dans une zone qui n'a pas plus de 3 millimètres d'épaisseur; quand on fait une section en avant de cette zone, les mouvements persistent dans la face et cessent dans le tronc.

Longet a montré que l'arrêt respiratoire est uniquement déterminé par la destruction des faisceaux intermédiaires du bulbe.

Flourens nous a appris que le *nœud vital* est double, c'est-à-dire formé de deux parties qui se réunissent sur la ligne médiane et dont chacune peut se suppléer ; il faut pour arrêter la vie que ces deux moitiés soient coupées.

Mathias Duval nous a donné la démonstration anatomique de ces faits physiologiques et nous a fait voir que ce centre respiratoire, ce nœud vital de Flourens, était localisé dans deux colonnes grises situées dans chaque moitié du bulbe à la partie postérieure des faisceaux intermédiaires : l'une motrice (colonne grise motrice du pneumogastrique et des nerfs mixtes), l'autre sensitive placée en arrière, immédiatement au-dessous du plancher du 4e ventricule (colonne grise sensitive du pneumogastrique et des nerfs mixtes).

Pour compléter l'arc réflexe de la respiration, il ne nous resterait plus qu'à indiquer les voies centrifuges ; mais nous n'avons pas à nous en occuper ici, car le pneumogastrique ne paraît pas en faire partie, au moins pour la portion thoracique ; (nous avons parlé de son rôle vis-à-vis du larynx).

L'action sur les mouvements respiratoires et sur le rhythme de la respiration des filets centripètes du vague est des plus évidentes, bien qu'il reste encore un certain nombre de points obscurs qui auraient besoin d'être éclaircis.

Après la section d'un seul vague, l'inspiration devient plus profonde, l'expiration plus brusque, et on observe une longue pause expiratoire.

Pendant quelques jours le rhythme respiratoire est un peu plus lent et l'amplitude des mouvements un peu plus grande, mais le retour à l'état normal se fait assez rapidement.

Après la section des deux vagues et ordinairement au bout d'un certain temps, le nombre des mouvements respiratoires diminue considérablement, leur amplitude augmente, l'inspiration s'allonge un peu et l'expiration, très brusque, est suivie d'une longue pause expiratoire pendant laquelle il arrive parfois que l'animal fait de petits mouvements. Ces modifications persistent jusqu'à la mort.

Ces effets, qui ont été constatés chez les mammifères, s'observent également chez les oiseaux et chez les reptiles (*P. Bert*).

Chez les animaux anesthésiés par le chloroforme, on note les mêmes modifications et les effets obtenus sont peut-être un peu plus soudains.

Une preuve que tous ces phénomènes sont bien sous la dépendance du pneumogastrique lui-même, c'est qu'après la section des deux récurrents ou l'arrachement des deux spinaux dans le crâne, on ne les voit pas se manifester.

Les effets produits sur la respiration par l'excitation du bout central du nerf vague au cou ont donné lieu à de nombreux travaux qui ont engendré des opinions fort divergentes.

Le résultat habituel, grossier en quelque sorte, qu'on obtient par une excitation forte du bout central, c'est l'arrêt respiratoire avec tétanos complet ou incomplet des muscles inspirateurs ; si l'excitation est faible, c'est une simple accélération des mouvements respiratoires qu'on observe. Mais tout ne se passe pas toujours de cette façon et les physiologistes sont divisés sur la question de savoir si les fibres centripètes du vague sont composées de filets inspirateurs ou expirateurs, ou bien s'il en existe de deux ordres : les uns inspirateurs, les autres expirateurs.

Pour *Traube*, *Koelliker*, *Muller*, *Bernard*, *Schiff*, *Lowinsohn*, *Waller* et *Prévost*, *Rosenthal*, les fibres centripètes des vagues qui agissent sur la respiration ne provoquent que des mouvements inspiratoires.

Pour *Rosenthal*, il existerait un antagonisme fonctionnel entre les nerfs pneumogastriques d'une part, les nerfs laryngés supérieurs et nasaux d'autre part ; les premiers, lorsqu'ils sont excités énergiquement, arrêtant la respiration en tétanisant les inspirateurs et en paralysant les expirateurs ; les seconds produisant une action inverse. Cette opinion a été combattue par *P. Bert*, qui a montré que l'un quelconque de ces nerfs pouvait, par son excitation, arrêter la respiration, soit en inspiration, soit en expiration.

Pour *Budge*, *Owsjanikow*, *Eckard*, *Rosenbach*, l'excitation du bout central du vague ne déterminerait que des mouvements expiratoires.

Fr. Franck pense que cette excitation produit d'abord une inspiration due uniquement à la douleur causée, et qu'elle est suivie d'une expiration, laquelle constitue l'effet réel de l'excitation. L'inspiration est en effet supprimée chez les animaux anesthésiés et l'expiration se produit quelle que soit la phase respiratoire avec laquelle coïncide l'excitation.

Pour *Aubert*, *von Tschwilsch*, *Burkart*, *P. Bert*, l'excitation des fibres centripètes produirait tantôt l'accélération de la respiration, tantôt l'arrêt en expiration ou en inspiration, suivant l'intensité de l'excitation.

Frédéricq a tenté de donner l'explication de ces divergences. Suivant le physiologiste belge, il y aurait dans le vague des fibres inspiratrices et expiratrices dont les centres auraient une excitabilité inégale.

A l'état normal, quand on distend le poumon par insufflation, la respiration s'arrête en expiration, les muscles abdominaux étant contractés, puis l'inspiration apparaît. Après la vagotomie, on n'observe plus cet arrêt en expiration ; il semblerait donc qu'il vient du poumon des filets nerveux expirateurs qui, au moment où ils sont excités par la distension de l'organe, viennent provoquer l'arrêt en expiration.

Frédéricq croit avoir démontré l'existence de ces filets expirateurs et aussi des filets inspirateurs. Il a d'abord refroidi le bulbe (application de glace) et a vu la respiration se ralentir ; puis il a faradisé le vague et a toujours noté une expiration ou un arrêt en expiration. Il en conclut que les filets ou les centres expirateurs sont plus résistants que les filets ou les centres de l'inspiration.

Chez un animal fortement intoxiqué par le chloral, il a vu également que l'excitation des vagues provoquait l'arrêt en expiration, pourvu que la dose de toxique fût très forte.

Chez les animaux intoxiqués par l'acide carbonique, il a obtenu les mêmes résultats.

Par ces différents procédés, l'auteur pense avoir paralysé les fibres inspiratrices moins résistantes à l'action du froid et des anesthésiques et il conclut qu'il y a dans le pneumogastrique des fibres centripètes expiratrices dont à l'état normal le fonctionnement est peu apparent, masqué qu'il est par l'action des fibres inspiratrices.

Signalons enfin une autre opinion, celle de *Marckwald* pour qui le pneumogastrique ne renfermerait ni fibres expiratrices, ni fibres inspiratrices. Il apporterait au centre et d'une façon continue des excitations qui faciliteraient la libération des mouvements respiratoires. Ce ne serait pas un nerf régulateur (Rosenthal), ni un nerf d'inhibition (Gad); « Ce serait un nerf de décharge servant à empêcher la tension du centre respiratoire d'atteindre un certain niveau. »

Il est difficile de faire un choix entre ces diverses théories, fort séduisantes pour la plupart. Nous pensons que l'interprétation des nombreux faits expérimentaux accumulés par les physiologistes est une question qui, à l'heure actuelle, doit encore rester à l'étude.

Actes réflexes cardiaques et vasculaires. — L'irritation des filets centripètes du pneumogastrique qui innervent le poumon n'est pas seulement le point de départ d'actes réflexes qui reviennent à cet organe, elle peut être également suivie d'effets *réflexes cardiaques ou vasculaires.*

Cl. Bernard, le premier, a appelé l'attention sur ce fait que, chez un animal en état de mort apparente, sans mouvements cardiaques et sans respiration, on pouvait, par action réflexe, en pratiquant la respiration artificielle, faire revenir les battements cardiaques.

De son côté, *F. Franck* a montré que l'irritation de la muqueuse bronchique provoquait un abaissement notable de la pression artérielle. Cet abaissement serait dû uniquement au resserrement actif des vaisseaux pulmonaires. Dans ce cas le vague agit comme nerf centripète et comme nerf centrifuge.

Innervation motrice ou centrifuge.

Krimer (1) a le premier constaté d'une façon scientifique que la contractilité pulmonaire était sous la dépendance du pneumogastrique : il a vu, chez un jeune chien récemment tué dont il avait rempli d'eau la cage thoracique, l'excitation électrique des deux pneumogastriques provoquer un abaissement du niveau de l'eau.

Williams (2), pour démontrer la contractilité du poumon, a adopté un manomètre à la trachée et a électrisé la surface pulmonaire ; il a vu le liquide s'élever dans l'appareil.

Longet, en excitant le pneumogastrique, a constaté que le tissu musculaire des bronches se contractait.

Par contre, *Wintrich* (3) n'a pu obtenir aucun mouvement de la colonne manométrique en répétant les expériences de Williams.

Rugenburg (4), en excitant le pneumogastrique, a bien constaté une élévation de la colonne manométrique, mais il pense que cette élévation est due à la

(1) Untersuchungen ueber die naechste Ursache des Hustens. Leipsig 1819.

(2) Report of experiments on the physiology of the lungs and air-tubes. (Associat. for the advancement of sciences at Glascow-Aug. 1840. Londres 1841.)

(3) Krankheiten der Respiration, 1854.

(4) Ueber den Angeblichen Einfluss der Nervi Vagi auf die glatten Muskelfasern der Lunge. (Heidenhain's Studien, t. II. Breslau, 1862.

contraction de l'œsophage qui attire à lui le diaphragme et fait ainsi rétrécir le poumon ; la section de l'œsophage empêcherait, en effet, le phénomène de se produire.

P. Bert (1), répétant ces expériences à l'aide des appareils enregistreurs, a montré que le poumon est contractile et que cette contractilité est sous la dépendance des nerfs pneumogastriques.

En effet, si on enlève les poumons d'un animal en conservant le pneumogastrique et les filets pulmonaires, on peut, pendant 15 à 20 minutes, constater une ascension du levier inscripteur communiquant avec la trachée, après chaque excitation du vague.

Quatre jours environ après la section du pneumogastrique, l'excitation du bout périphérique ne produit plus rien sur le poumon et, au bout de plusieurs mois, la contractilité pulmonaire elle-même disparaît.

C'est le pneumogastrique et non le sympathique qui agit, car les mêmes phénomènes de contractilité pulmonaire s'observent aussi chez le lézard quand on excite le pneumogastrique qui, chez cet animal, est séparé du sympathique.

D'Arsonval (2), dans son excellente thèse, a serré la question de plus près. Il s'est servi, comme mesure de la rétraction élastique du poumon, de ce qu'il appelle le *vide pleural*. Ce vide pleural n'est autre chose que la diminution de pression produite sur toute la surface pleurale du poumon. Cette diminution de pression se mesure à l'aide d'un manomètre à eau mis en communication avec la cavité pleurale par une ouverture faite à la paroi thoracique : si le niveau du liquide augmente dans la branche du manomètre qui touche à la paroi,

(1) Physiologie comparée de la respiration.

(2) Recherches théoriques et expérimentales sur le rôle de l'élasticité du poumon, dans les phénomènes de la circulation. Thèse de Paris, 1877.

c'est que le vide pleural augmente ; si ce niveau baisse, c'est que le vide diminue.

En employant cette mesure exacte, d'Arsonval a constaté que la section des pneumogastriques faisait diminuer le vide pleural qui, au bout d'une heure, avait baissé de moitié, tandis que l'électrisation des bouts périphériques amenait une augmentation du vide pleural ; mais ce phénomène était bien moins accentué que le précédent.

Dans le premier cas, la section des pneumogastriques paraît amener la paralysie des canalicules respirateurs (fibres musculaires) ; ceux-ci se laissent plus facilement dilater par l'air et le vide pleural diminue.

Dans le second cas, au contraire, les fibres musculaires des canalicules respirateurs paraissent se contracter, l'air y pénètre plus difficilement et le vide pleural augmente.

Cette paralysie des canalicules respirateurs à la suite de la section des vagues et leur dilatation facile peut expliquer l'augmentation considérable de la capacité du poumon observée par Cl. Bernard après cette opération.

Ajoutons qu'il résulte d'expériences récentes de *Roy* et *Graham Brown* (1) que l'excitation du bout périphérique d'un seul nerf vague fait contracter les bronches des deux côtés, ce qui doit faire admettre l'existence d'anastomoses entre les filets pulmonaires des vagues de chaque côté.

Action vaso-motrice.

Schiff (2), s'appuyant sur ce fait que la section des vagues amenait presque constamment la production de lésions pulmonaires, admet qu'il existe dans le tronc

(1) On bronchial contraction. *Journal of Physiology*, t. VI, 1885.

(2) Schiff. *Tubinger Arch.*, 1887, und *Lehrbuch der Muskel und Nervenphysiol.* Jahr, 1858-1859.

du pneumogastrique des filets vaso-moteurs dont la paralysie expliquerait les lésions congestives et hypérémiques observées dans le poumon.

Cette opinion de Schiff a été combattue par *Vulpian* (1) qui n'a jamais constaté de changement de coloration du tissu pulmonaire ni après la section des vagues, ni pendant la faradisation de leur bout périphérique.

D'Arsonval (2), dans ses expériences sur le vide pleural, émet l'hypothèse que le pneumogastrique agit sur les poumons comme un nerf dilatateur vasculaire (dilatation active) : après sa section, en effet, le vide pleural diminue, et ce phénomène entraîne une diminution de perméabilité du poumon pour le sang. L'excitation de son bout périphérique, qui n'est que l'exagération de sa fonction, provoquant, au contraire, une légère augmentation du vide pleural, aurait pour action d'accroître la perméabilité du poumon pour le sang.

Mais ce ne serait pas là un effet vaso-moteur direct et la dilatation vasculaire se ferait par l'intermédiaire d'une action toute physique.

Actuellement, depuis les recherches de *Fr. Franck*, qui a démontré que les vaso-moteurs du poumon venaient du sympathique, on tend à admettre que le tronc du vague ne contient pas de fibres vaso-motrices destinées aux poumons.

Cependant, nous avons fait sur la grenouille une expérience qui, comme on va le voir, serait en faveur d'une action vaso-motrice exercée par le pneumogastrique sur le poumon, au moins chez cet animal.

Expérience.

Le 6 janvier 1889 on met à nu les poumons d'une grenouille par un orifice fait à la paroi.

(1) Leçons sur l'appareil vaso-moteur, t. II.
(2) Thèse de Paris, 1877.

On isole le pneumogastrique du côté droit derrière la membrane tympanique.

On l'excise : le poumon droit s'affaisse. On met alors à découvert le larynx et on y insuffle de l'air pour gonfler les poumons : on lie et on examine.

Le poumon droit est très vascularisé, l'artère bat violemment, les petites ramifications sont très visibles.

Le poumon gauche est bien moins vascularisé, l'artère est visible seulement à sa partie inférieure ; les collatérales sont invisibles.

On excite le nerf pneumogastrique gauche et le poumon du côté gauche prend le même aspect que celui du côté droit.

La dilatation vasculaire ainsi observée à la suite de la section des vagues est l'indice d'une action vaso-motrice exercée par ces nerfs sur le poumon.

Cette action vaso-motrice a du reste été également constatée par M. E. Couvreur(1), qui a communiqué des résultats analogues à l'Académie des Sciences, à la fin de l'année 1889. Cet auteur, après avoir sectionné chez la grenouille la branche cardiaque du pneumogastrique, a excité le tronc de ce nerf au-dessus des rameaux qu'il envoie au poumon et a observé le ralentissement du cours du sang dans l'artère pulmonaire. Il en conclut que le vague renferme chez la grenouille des filets dont l'excitation directe, même légère, provoque un arrêt de la circulation dans les vaisseaux du poumon.

Influence trophique.

Les altérations pulmonaires consécutives à la double vagotomie, sans être absolument constantes, sont cependant des plus fréquentes.

Dans la plupart des cas on observe un emphysème

(1) Influence de l'excitation du pneumogastrique sur la circulation pulmonaire de la grenouille (*C. R. Acad. des Sc.*, 25 novembre 1889).

limité aux bords ou à la surface des poumons et par places des noyaux plus ou moins étendus de congestion œdémateuse.

Assez souvent le parenchyme pulmonaire est le siège de lésions inflammatoires constituées par des noyaux de broncho-pneumonie et on voit parfois un lobe pulmonaire tout entier presque complètement hépatisé.

Traube attribue ces lésions à la pénétration de parcelles alimentaires dans les bronches.

Schiff, qui admet dans le vague l'existence de fibres vaso-motrices destinées aux poumons, explique ces altérations par la paralysie de ces fibres à la suite de la vagotomie.

Vulpian attache l'importance la plus grande, au point de vue de la pathogénie de ces lésions, à la pénétration des liquides et des aliments dans les canaux bronchiques ; l'irritation produite par ces substances s'étendrait plus facilement grâce à la moindre résistance de la muqueuse bronchique et du parenchyme pulmonaire, lequel serait séparé de son centre trophique par la section des pneumogastriques.

Nous croyons à l'influence trophique du vague sur le poumon et, tout en admettant, comme cause fréquente des grosses lésions constatées, la pénétration de liquides ou de parcelles alimentaires dans les bronches, nous pensons que bien souvent certaines altérations peuvent trouver leur cause dans la paralysie vaso-motrice ou dans la paralysie des fibres musculaires des bronches qui s'observent à la suite de la section des deux vagues.

Il est d'ailleurs une lésion qui ne peut être expliquée que par l'influence trophique du pneumogastrique ou de son centre : c'est l'atrophie musculaire rapide du poumon qu'on constate toujours après la double vagotomie.

CHAPITRE DEUXIÈME

PNEUMOGASTRIQUE CIRCULATOIRE

ACTION DU PNEUMOGASTRIQUE SUR LE CŒUR.

La question des rapports fonctionnels du nerf vague avec l'organe central de la circulation est, à l'heure actuelle, une des mieux connues et des plus étudiées.

Les recherches faites sur l'innervation du cœur ont montré qu'il recevait du nerf pneumogastrique des fibres centripètes et des fibres centrifuges, les premières présidant à la sensibilité, les secondes à la motricité de l'organe.

Action centripète ou sensitive.

La sensibilité du cœur est des plus obtuses et *Harvey* avait déjà constaté il y a longtemps qu'on peut toucher et même piquer le cœur sans provoquer de réaction douloureuse. Cependant cette sensibilité, bien qu'obtuse, peut néanmoins être mise en évidence.

Goltz a observé des convulsions réflexes de tout le corps quand il appliquait des acides sur la base du cœur de la grenouille. Ces convulsions n'apparaissaient pas quand les deux nerfs vagues étaient coupés.

Von Bezold a vu que l'excitation centripète du vague avec un courant très fort pouvait ralentir et même arrêter les battements cardiaques et qu'il se produisait alors un abaissement de la pression artérielle.

Mais ce sont les recherches de *Ludwig* et *Cyon* qui ont démontré, de la manière la plus évidente, le rôle sensitif exercé sur le cœur par une branche du pneumogastrique. Cette branche qui, chez le lapin, naît par une double racine du laryngé supérieur et du tronc du pneumogastrique va se terminer à la surface interne du cœur. Elle constitue le *nerf de Cyon* ou *nerf centripète dépresseur de la circulation.*

L'excitation de son bout central détermine immédiatement, en même temps que des phénomènes douloureux, un ralentissement réflexe des battements du cœur et un abaissement énorme de la pression artérielle. Le ralentissement des battements cardiaques est dû à une action réflexe dont les voies centrifuges se trouvent dans le pneumogastrique, car le phénomène ne se produit plus quand les nerfs vagues sont coupés.

Quant à l'abaissement de pression il est dû à une vaso-dilatation qui se produit dans toutes les artérioles de l'économie et spécialement dans les vaisseaux de l'abdomen.

L'excitation du bout périphérique du nerf de Cyon ne donne lieu à l'apparition d'aucun phénomène anormal.

Fr. Franck a montré qu'à côté des fibres nerveuses sensitives du cœur qui tirent leur origine du nerf dépresseur et dont l'excitation centripète provoque le ralentissement du cœur et la vaso-dilatation, il existe d'autres fibres qui produisent, au contraire, l'accélération du cœur et la vaso-constriction des vaisseaux. En effet, sous l'influence de certaines irritations de l'endocarde, c'est, non pas un abaissement de la pression artérielle qu'on observe, mais, au contraire une élévation, en même temps qu'on constate une accélération des battements cardiaques. Ces deux derniers phénomènes seraient indépendants l'un de l'autre.

Réflexes d'origine cardiaque. — L'excitation des nerfs sensitifs du cœur donne lieu à l'apparition d'un certain nombre d'actes réflexes importants non seulement du côté du cœur, mais aussi du côté de la respiration et même de l'ensemble de l'économie.

C'est ainsi que, pour *le cœur*, il résulte des expériences de *Fr. Franck* que l'irritation de l'endocarde provoquée par l'injection d'une solution de chloral dans le cœur droit amène l'arrêt du cœur en diastole. Cet effet se produit surtout quand un vague est intact et alors il est facile de comprendre le trajet suivi par l'arc réflexe, la voix centrifuge se faisant par le pneumogastrique ; mais il se manifeste également après la double vagotomie. Dans ce cas le système nerveux ganglionnaire du cœur doit constituer à lui seul l'arc réflexe.

Du côté de la *respiration* on constate que, dès que l'endocarde est mis en contact avec un liquide irritant, les mouvements respiratoires s'arrêtent brusquement et *Fr. Franck* nous a encore montré que les fibres centripètes du réflexe se trouvent, non pas dans le dépresseur, mais dans le tronc même du pneumogastrique (nerfs cardiaques suspensifs de la respiration).

Quant aux réactions sur l'ensemble de l'économie produites à la suite de l'irritation des nerfs sensitifs du cœur, nous avons déjà parlé de l'expérience de Goltz qui a observé, chez la grenouille, des convulsions réflexes de tout le corps quand il excitait le sinus veineux par l'application d'un acide. Ces convulsions manquent quand les deux vagues sont sectionnés.

Les mêmes phénomènes ont été observés sur le lapin par *Gurboki.*

Action centrifuge ou motrice.

L'étude de l'innervation motrice du cœur a donné lieu à de nombreuses théories qu'on peut grouper sous trois chefs principaux.

Pour les uns, les mouvements cardiaques seraient dus à des actes réflexes produits par un système nerveux intra-cardiaque complet avec ses centres moteurs et inhibiteurs (ganglions) et ses nerfs afférents et efférents.

Pour les autres, les mouvements seraient indépendants des éléments nerveux centraux ou périphériques contenus dans le cœur et seraient accomplis par le muscle cardiaque en vertu d'une propriété physiologique spéciale à ce tissu qui se contracterait directement sous l'influence des excitants (mouvements *idio-musculaires*).

Enfin, il reste une troisième théorie qui attribue les contractions du muscle cardiaque à des mouvements *névro-musculaires* provoqués dans les fibres musculaires de l'organe central de la circulation par l'intermédiaire des filets terminaux de ses nerfs moteurs.

Cette dernière théorie est celle qui se rapproche le plus de la réalité des faits et qui explique le mieux l'importance des fonctions motrices exercées sur le cœur par le nerf vague.

En 1845, *Ed. Weber* fit une découverte capitale en montrant que le cœur *s'arrête* en diastole quand on *excite fortement* le nerf vague au cou.

Ce phénomène n'est pas particulier aux animaux, et les expériences de *Quincke*, faites sur l'homme, ont donné les mêmes résultats. L'excitation était faite au cou à travers la peau.

D'après *Vulpian, Arloing* et *Tripier*, le vague doit exercer une *action modératrice* plus énergique que le gauche.

Lorsque l'excitation portée sur le bout périphérique du vague est d'*intensité moyenne*, on constate un ralentissement des battements du cœur; ce ralentissement augmente si l'intensité de l'excitation est accrue et il arrive un moment où c'est l'*arrêt complet* qu'on observe.

Cet arrêt ne se maintient pas et, au bout d'un certain temps, on voit reprendre les battements cardiaques, même si l'on continue l'excitation.

L'arrêt se fait en diastole et le cœur est gonflé dans toutes ses parties.

Quand, sous l'influence d'une excitation modérée du bout périphérique du vague, le cœur est seulement ralenti, les recherches de Fr. Franck nous ont appris que le débit du cœur diminue et que son travail est moindre, malgré sa réplétion.

Les effets produits par la *section* des vagues sont tout à fait différents de ceux que détermine leur excitation et il y a longtemps qu'on a constaté l'*accélération des battements du cœur* après la double vagotomie (*Valsalva*, *Molinelli*, *Petit*, *Dupuis*, *Mayer*, de Bonn).

Tels sont les faits classiques admis depuis de nombreuses années et qui ont fait considérer le pneumogastrique comme le *nerf modérateur du cœur*. Il aurait pour fonction de régulariser les battements cardiaques, puisque sa paralysie les accélère et que son excitation les ralentit et même les arrête.

Mais, comme nous l'avons déjà fait remarquer à propos du poumon, les choses ne se passent pas toujours aussi nettement, aussi simplement. C'est ainsi qu'une excitation du vague, loin d'arrêter le cœur, peut accélérer ses battements; il suffit pour cela qu'elle soit suffisamment faible.

Cl. Bernard nous a appris que, chez les oiseaux, la galvanisation du vague n'amenait pas l'arrêt du cœur.

Chez les grenouilles en été, l'excitation du pneumogastrique donne généralement lieu à une accélération des battements cardiaques au lieu du ralentissement habituel.

Il en est de même chez les mammifères atropinisés et chez ceux dont les nerfs vagues, à la suite de la section, ont perdu leurs fonctions d'arrêt, mais ont conservé leurs propriétés motrices.

De plus, l'accélération qui suit la vagotomie n'est pas non plus un phénomène constant : si on l'observe chez le chien on ne la voit pas toujours se manifester chez le chat et chez le lapin, et, même chez le chien, si l'on a soin de pratiquer la respiration artificielle, on n'observe plus l'accélération. C'est qu'alors le sang n'étant plus chargé d'acide carbonique en excès, comme il l'est quand on ne fait pas la respiration artificielle, ne peut plus irriter directement le cœur et produire ainsi l'accélération.

Cl. Bernard a vu que, chez les grenouilles, la section des vagues était sans effet sur le nombre des pulsations cardiaques.

Chez les animaux nouveau-nés la section des pneumogastriques n'accélère pas les battements du cœur (*Sollmann*).

En présence de tous ces faits, on peut douter, à l'heure actuelle, de l'action modératrice *unique* du vague sur le cœur, puisque l'accélération des battements, à la suite de sa section, peut être attribuée à des troubles de l'hématose et que le ralentissement, par son excitation, ne se produit pas dans un certain nombre de circonstances et peut même être remplacé par une accélération.

En définitive, on observe tantôt le ralentissement, tantôt l'accélération des battements cardiaques quand on faradise le bout périphérique du pneumogastrique. On pourrait donc penser que le vague renferme des fibres *modératrices*, ou *inhibitrices* et des fibres *accélératrices*. C'est à cette opinion que s'est arrêté *Schiff*.

Pour lui, le nerf vague renferme deux ordres de

fibres motrices : les unes produisant l'accélération, les autres l'arrêt.

Les premières, plus excitables que les inhibitrices, entrent en jeu sous l'influence d'une excitation plus faible.

Elles réagissent avec plus de lenteur sous l'influence des excitants : c'est ainsi que, quand on interrompt une excitation, l'accélération diminue peu à peu, tandis que l'arrêt cesse aussitôt.

Les fibres modératrices, elles, exercent sur les mouvements du cœur une influence prépondérante qui se manifeste par l'arrêt quand on excite en même temps les deux ordres de fibres.

Elles subissent plus rapidement la dégénérescence paralytique, puisque, quelques jours après la section, on n'obtient plus l'arrêt par l'excitation du bout périphérique, tandis qu'on voit encore apparaître l'accélération.

Enfin, sous l'influence de certains poisons, comme l'atropine, les fibres inhibitrices se paralysent et les accélératrices conservent leurs propriétés.

Nous nous rallions à la théorie de Schiff qui, à notre avis, est actuellement la plus compréhensive de toutes.

Ajoutons que c'est de la branche interne du spinal et non du pneumogastrique proprement dit que paraissent venir les fibres motrices du cœur.

En effet, si l'on arrache les racines du spinal dans l'intérieur du crâne et si l'on attend la dégénérescence wallérienne de ses fibres, l'excitation du bout périphérique du pneumogastrique au cou ne produit plus aucun effet sur les battements cardiaques. L'excitation, faite dans ces conditions, des filets cardiaques du grand sympathique qui, d'après l'opinion classique, sont considérés comme les nerfs accélérateurs du cœur, ne détermine pas non plus d'effet manifeste sur les mouvements du cœur. L'action accélératrice était donc due dans ce dernier cas à des fibres anastomotiques venant du spinal et non à des fibres du sympathique.

Action vaso-motrice.

Brown-Sequard pensait que la section des pneumogastriques amenait la dilatation par paralysie des vaisseaux sanguins du cœur, tandis que l'excitation des mêmes nerfs faisait contracter les vaisseaux et surtout les artères. Il en concluait que les nerfs vasomoteurs du cœur étaient contenus dans le tronc du vague.

Vulpian est d'un avis tout à fait opposé : pour ce savant, le pneumogastrique n'a pas d'action sur les vaisseaux des parois du cœur. On peut voir, en effet, que, chez les mammifères et les tortues, la faradisation des vagues qui amène l'arrêt diastolique du cœur ne produit pas en même temps le resserrement des vaisseaux de ses parois.

De plus, la galvanisation des pneumogastriques produit l'arrêt du cœur chez la grenouille ; or, on sait que les parois du cœur de ce batracien ne renferment pas de vaisseaux ; l'arrêt observé n'est donc pas dû, comme le voulait Brown-Sequard, à la contraction de ces vaisseaux et à l'anémie des parois qui en résulterait.

Mais ce dernier fait démontre seulement que l'explication de l'arrêt du cœur chez la grenouille ne peut pas se faire avec la théorie de Brown-Séquard, il ne prouve pas que le vague ne contient pas de fibres vaso-motrices agissant sur le cœur des mammifères.

En outre, de ce qu'on n'aperçoit pas le resserrement des vaisseaux des parois cardiaques par l'excitation du vague, il ne résulte pas nécessairement que cette constriction ne puisse se produire dans certaines conditions et être mise en évidence à l'aide d'artifices expérimentaux. A notre avis, la question doit être réservée.

Influence trophique.

Le pneumogastrique paraît contenir des fibres nerveuses exerçant une action sur la nutrition du muscle cardiaque.

Eichhorst (1) a constaté, dans des expériences faites sur les oiseaux, qu'après la section des nerfs vagues les fibres musculaires du cœur subissaient une dégénérescence graisseuse ou circuse.

Plus récemment *Wassilief* (2), qui a expérimenté sur des lapins et sur des pigeons, a vu que, dans les cas de névrites expérimentales du pneumogastrique, le muscle cardiaque était le siège d'une dégénérescence graisseuse et que la lésion était d'autant plus accentuée que l'inflammation du vague était plus intense.

De notre côté, nous avons observé, d'une façon à peu près constante, chez un assez grand nombre d'animaux, morts plusieurs mois après l'injection d'une poudre inerte ou d'un liquide irritant dans l'épaisseur du nerf vague, des altérations très nettes des fibres musculaires de l'organe central de la circulation tout entier.

Nous avons trouvé une myocardite interstitielle et parenchymateuse très évidente, particulièrement au niveau des piliers, moins marquée dans l'épaisseur des parois ventriculaires. Les lésions conjonctives paraissaient se propager autour des vaisseaux de petit calibre qui étaient congestionnés. On voyait au pourtour de ces vaisseaux une infiltration nucléaire et un épaississement du tissu conjonctif, le tout formant une zone de sclérose en voie de développement. Au niveau de

(1) *Die trophischen Beziehungen der Nervi-Vagi zum Herzmuskel*, Berlin, 1877.

(2) *Beitrage zur Frage ueber die trophischen Beziehungen des Nervus vagus zum Herzmuskel.Zeitschr. f. klin. med.*, 1881.

ces îlots d'hyperplasie conjonctive, on apercevait des fibres musculaires dont les unes avaient subi une dégénérescence graisseuse et dont les autres présentaient un aspect vitreux et une réfringence anormale. Les noyaux des fibres les moins altérées semblaient eux-mêmes en voie de prolifération.

Ces altérations spéciales prouvent bien que le vague doit exercer sur le cœur une influence trophique.

Quant à savoir si cette influence est exercée directement par le nerf ou si elle est simplement transmise par lui, le centre trophique se trouvant dans le bulbe ou le cerveau, nous ne nous prononcerons pas encore d'une façon définitive. Cependant, nous penchons plutôt en faveur d'une action directe du nerf, parce que les lésions anatomiques observées par nous du côté du cœur dans les cas de névrites expérimentales du pneumogastrique, ne sont pas seulement des lésions de paralysie ; il y a aussi des altérations de nature inflammatoire qu'on est tenté d'attribuer à l'irritation du nerf lui-même.

FIBRES SENSITIVES FOURNIES PAR LE VAGUE A LA DURE-MÈRE ET AU CONDUIT AUDITIF EXTERNE.

Pour être complets, disons, avant de terminer cette étude de la portion supérieure du pneumogastrique, que ce nerf fournit des rameaux sensitifs à la portion de la dure mère qui correspond aux sinus transverse et occipital (rameau méningé) et à la partie postérieure du conduit auditif externe.

Ce sont ces derniers rameaux qui vont sans doute, par voie réflexe, provoquer du côté du larynx et de l'estomac la toux et le vomissement qu'on observe fréquemment dans les cas d'irritation causée par la présence de corps étrangers dans le conduit auditif externe.

CHAPITRE TROISIÈME

PNEUMOGASTRIQUE ABDOMINAL

Nous allons maintenant aborder l'étude physiologique de ce que nous appelons le pneumogastrique abdominal. Cette étude doit comprendre l'action exercée par ce nerf sur tous les organes intra-abdominaux ; elle porte donc sur le tube digestif et ses annexes, sur la rate et sur les organes urinaires.

Nous avons pensé que, puisque nous allions nous occuper de la digestion presque tout entière, il était inutile de faire un chapitre spécial pour les premières portions du tube digestif qui ne sont pas contenues dans l'abdomen et nous allons commencer notre étude sur le pneumogastrique abdominal par un paragraphe qui comprendra l'action de ce nerf sur la partie extra-abdominale du tube digestif.

§ I. — ACTION DU VAGUE SUR LES PREMIÈRES VOIES DIGESTIVES (PORTION SUS-ABDOMINALE DES ORGANES DE LA DIGESTION).

Nous entendons par premières voies digestives la cavité buccale, le pharynx et l'œsophage.

Le nerf pneumogastrique agit à la fois comme nerf sensitif et comme nerf moteur sur les parties qui constituent la portion sus-abdominale du tube digestif. On sait maintenant en effet qu'il ne faut plus tenir compte de l'opinion de *Bischoff* (1), qui voulait que le vague proprement dit fût exclusivement sensitif, tandis que les fonctions motrices qu'il possède fussent dues uniquement au spinal. Cette opinion, qui était aussi, en grande partie, celle de *Longet* (2), n'a pas tardé à être battue en brèche et démolie par les travaux de *Van Kempen* (3), de *Cl. Bernard*, de *Chauveau*, d'*Eckart*, de *Jolyet* et de *Vulpian*, qui ont montré que, si on arrachait les racines du spinal dans le crâne (procédé de Bernard) et si on excitait les racines du vague ainsi séparé de la branche anastomotique du spinal avant sa sortie de la boîte crânienne, on observait néanmoins des contractions dans les muscles constricteurs du pharynx, dans quelques muscles du voile du palais et dans l'œsophage.

(1) Nervi accessorii Willisii *Anat. et phys.* Heidelberg, 1832.

(2) *Traité de Physiologie.*

(3) Essai expérimental sur la nature fonctionnelle du nerf pneumogastrique, 1842, et Nouvelles recherches sur la nature fonctionnelle des racines du pneumog. *Mém. de l'Acad. de méd. de Belgique*, 1863.

Fibres centripètes ou sensitives.

Le pneumogastrique distribue la sensibilité à la *base de la langue*. Pour *Longet* le réflexe de la déglutition pourrait être provoqué par l'excitation des filets linguaux du nerf vague.

Les nerfs centripètes du *voile du palais* et du *pharynx* sont également fournis sans aucun doute par le pneumogastrique.

Il en est de même pour l'*œsophage* auquel le vague distribue la sensibilité par des filets contenus dans le plexus œsophagien.

L'acte de la déglutition est provoqué par l'excitation des parties mentionnées ci-dessus du tube digestif (isthme du gosier, pharynx) qui reçoivent leurs filets sensibles du nerf vague. De leur côté, *Prévost* et *Valler* ont constaté qu'en faradisant le bout central du laryngé supérieur et parfois le récurrent on observait des mouvements de déglutition.

Le phénomène du vomissement est également sous la dépendance des fibres centripètes du pneumogastrique. Par ses branches sensitives qui se distribuent au voile du palais, au pharynx, à la muqueuse stomacale et même à l'oreille, ce nerf peut, en effet, être le point de départ du réflexe qui produit le vomissement.

D'après certains auteurs, la *sécrétion salivaire* elle-même serait influencée par le nerf vague considéré comme sensitif. *Œhl*, en effet, avait pensé que le nerf pneumogastrique exercerait par voie centripète une action sur les glandes salivaires et ce physiologiste avait noté une augmentation de la sécrétion de la glande sous-maxillaire pendant l'excitation électrique du bout central du vague; mais *V. Wittich* et *Nawrocki*, qui ont répété cette expérience après Œhl, n'ont jamais pu constater ce phénomène.

Fibres centrifuges ou motrices.

Du côté du *voile du palais*, les muscles azygos, péristaphylin interne et pharyngo-staphylin reçoivent leurs fibres motrices du vague en même temps que du glosso-pharyngien ; mais on pense que les fibres fournies par ce dernier nerf pourraient bien être empruntées au pneumogastrique.

Du côté du pharynx, on a constaté que, lorsqu'on sectionnait les deux vagues au-dessus de l'origine des nerfs pharyngés dans la fosse jugulaire, on voyait se produire la paralysie du pharynx. *Volkmann* et *von Kempen* pensent que tous les muscles constricteurs du pharynx, le supérieur, le moyen et l'inférieur sont innervés par le vague au point de vue de la motilité. *Chauveau* admet que tous les muscles pharyngés reçoivent leur innervation motrice de ce nerf.

Quant à *l'œsophage*, *Magendie* nous a montré de la façon la plus évidente qu'après une double vagotomie pratiquée au cou on observait la paralysie de cet organe.

Cl. Bernard, de son côté, a fait voir qu'immédiatement après la section des deux pneumogastriques l'œsophage était complètement paralysé dans sa partie supérieure, tandis qu'il était comme contracturé dans sa partie inférieure au voisinage du cardia. Cette contraction disparaît au bout de quelques heures et fait place à la paralysie. C'est ce spasme passager qui contribue à expliquer la distension de l'œsophage par les aliments pendant les premières heures qui suivent la vagotomie.

Après la section d'un seul pneumogastrique, on

n'observe pas de paralysie de l'œsophage. *Schiff* a vu les mouvements persister dans ce canal à la suite de cette section unique. *Arloing* et *Tripier*, dans des expériences faites sur l'âne et sur le lapin, ont pu constater qu'à la suite de la section l'action produite était différente suivant qu'on avait coupé le vague gauche ou le vague droit, ce dernier paraissant intervenir d'une manière plus active.

Les phénomènes produits sur l'œsophage par l'excitation des vagues complètent ceux fournis par leur section (paralysie).

Pendant l'électrisation des filets nerveux qui, du tronc du pneumogastrique se rendent à l'œsophage, on observe des constrictions locales dans toute la longueur du canal.

En faradisant le bout périphérique du vague au cou on détermine, non pas des mouvements péristaltiques, mais une contraction totale en masse de l'organe. *Chauveau* l'a montré dans des expériences faites sur le cheval, et *Mosso*, puis *Ranvier* l'ont vérifié. *Chauveau* et *Ranvier* nous ont également montré que cette contraction totale produite par l'excitation du bout périphérique du vague n'empêchait pas la déglutition commencée de se poursuivre.

Le pneumogastrique exerce comme nerf moteur une action sur l'acte de la déglutition ; c'est lui qui innerve les fibres musculaires de l'œsophage et nous rappelleront les travaux de *Magendie*, de *Schiff*, de *Ranvier*, de *Fr. Franck*, qui ont fait voir que la contraction qui se produisait localement au moment de l'arrivée du bol alimentaire se transmettait de proche en proche et de haut en bas sous la forme d'une onde musculaire. (*Théorie du clavier de Ranvier*.)

Quant au rôle du nerf vague dans l'acte du vomissement, il est extrêmement complexe : nous avons déjà parlé de son action comme nerf sensitif ; comme nerf moteur, il peut intervenir en faisant contracter les fibres musculaires longitudinales de l'estomac qui dilatent le cardia.

Ajoutons en terminant que les expériences de *Jolyet* sur le chien ont démontré que l'innervation motrice de l'œsophage venait bien réellement du nerf pneumogastrique en dehors de toute anastomose ; en effet, on peut provoquer des mouvements du canal œsophagien par l'excitation des racines d'origine du vague après l'arrachement des racines du spinal et dégénérescence wallérienne des fibres provenant de ce dernier nerf.

§ II. — ACTION DU PNEUMOGASTRIQUE SUR L'ESTOMAC.

L'action du nerf vague sur l'estomac est des plus complexes et nous avons à étudier son rôle sensitif, son rôle moteur, son action vaso-motrice, l'influence qu'il peut exercer sur la sécrétion du suc gastrique, sur l'absorption stomacale et enfin son action trophique.

Action sensitive.

Il est peu d'expériences directes qui démontrent le rôle sensitif joué par le nerf vague vis-à-vis de l'estomac. On admet cependant que cet organe, dont la sensibilité est obtuse et toute spéciale, reçoit des filets sensitifs du pneumogastrique.

On pense que, dans certaines circonstances, le vomissement peut être provoqué par l'excitation de ces filets.

De plus, pour un grand nombre de physiologistes, une toux spéciale, la toux gastrique aurait pour cause l'irritation des terminaisons nerveuses centripètes du vague au niveau de l'estomac.

On a attribué la sensation de la *faim* aux excitations provoquées soit par les contractions des fibres musculaires de l'estomac, soit par des impressions exercées sur les nerfs sensitifs de la muqueuse. Cette dernière opinion paraît peu probable, car *Legallois*, *Arnold*, *Brachet*, puis *Sedillot*, *Bernard*, *Schiff* ont toujours constaté qu'après la section des deux pneumogastriques les animaux continuaient à avoir faim et à beaucoup manger.

Par contre, si cette sensation de la faim persiste, il en est une autre qui paraît disparaître ou au moins diminuer, c'est celle du *rassasiement*. On voit en effet les animaux vagotomisés ingérer des quantités énormes d'aliments.

Quant à la sensation de la *soif*, on a observé qu'elle persistait après la section des deux pneumogastriques.

Action motrice.

Le vague est considéré comme le *nerf moteur de l'estomac*.

Après la double vagotomie, les contractions de l'estomac ne se produisent plus aussi énergiques et, si les mouvements ne sont pas complètement abolis, ils sont tout au moins fort diminués. Si, comme l'a fait Bernard, on introduit le doigt dans l'estomac par une fistule, après que les deux vagues ont été coupés, on ne sent plus le viscère se contracter.

Au contraire, l'irritation des pneumogastriques provoque des contractions stomacales intenses qui ne font jamais défaut (*Bichat, Tiedemann et Gmelin Bischoff, Longet*). La faradisation des bouts périphériques faite au cou détermine à elle seule des mouvements énergiques de l'estomac ; on observe le même phénomène quand on excite le nerf au-dessous du cœur au niveau du cardia.

Dans tous ces cas, ou bien c'est une contraction totale du viscère qu'on constate, ou bien c'est une série de mouvements péristaltiques allant du cardia au pylore.

Nous avons fait quelques expériences dans le but de mettre en évidence l'action motrice du pneumogastrique sur l'estomac.

Expérience I. — Chez un chien curarisé, dont l'estomac

a été mis à découvert, nous excitons les bouts périphériques des deux vagues au cou. Presqu'aussitôt nous voyons se produire dans l'estomac des mouvements ondulatoires qui cessent quand on cesse l'excitation.

L'excitation des nerfs, pratiquée au-dessous du diaphragme, nous a donné des résultats analogues.

Expérience II. — Le 10 octobre 1888, chez un lapin dont l'abdomen est ouvert, nous excitons les filets des deux vagues isolés au dessous du diaphragme. Pendant l'excitation nous observons des contractions plus énergiques au niveau du petit cul-de-sac ; il semble que l'estomac tend à expulser son contenu vers l'intestin.

Expérience III. — Le 13 octobre, on ouvre l'abdomen d'un lapin, on isole les deux pneumogastriques au-dessous du diaphragme, on les sectionne et on lie les bouts périphériques, on excite alors ces derniers : au début l'estomac paraît se dilater un peu ; il est dur quand on le touche, puis, au bout d'une minute environ, on voit le viscère se contracter énergiquement. Quand on cesse l'excitation, on voit ces mouvements diminuer, puis disparaître.

Nos expériences confirment celles de nos devanciers ; le pneumogastrique exerce évidemment une action motrice sur l'estomac, mais est-il le seul organe nerveux jouissant de cette propriété ? Il est probable que non, car on voit, après sa section et même après celle de tous les nerfs de l'estomac, que les fibres musculaires de cet organe continuent à se contracter sous forme de mouvements vermiculaires. Dans ce cas les nombreuses cellules nerveuses ganglionnaires qu'on trouve dans le tissu sous-muqueux et dans la tunique musculaire du viscère doivent sans doute intervenir, au moins pour la production des mouvements péristaltiques. *Goltz* (1), dans de curieuses expériences faites sur la grenouille, croit avoir démontré l'existence de ce système ganglionnaire indépendant. Chez deux grenouilles curarisées il a mis l'œsophage et l'estomac à nu. A l'une il a détruit le cerveau et la moelle, puis il a introduit dans la bouche des deux une solution salée. Chez la grenouille normale l'estomac et l'œsophage étaient presqu'immobiles, très distendus ; chez la grenouille privée de cerveau et de moelle, l'estomac et l'œsophage se trouvaient vides et étaient le siège de contractions très énergiques. Chez une autre grenouille, à laquelle il se borna à sectionner les deux vagues, il observa les mêmes phénomènes de vacuité et de contraction de l'estomac que chez celle qui avait été privée de cerveau et de moelle. Il constata en outre que l'excitation électrique des vagues provoquait des contractions peu intenses du côté de l'estomac.

Goltz en conclut qu'il existe un système ganglionnaire indépendant propre à l'estomac, en relation avec la moelle allongée par les pneumogastriques qui, eux, exercent une influence modératrice. Si cette influence modératrice est supprimée soit par la section de la moelle, soit par celle des vagues, l'estomac se contracte vivement.

Ce rôle modérateur du vague observé par Goltz chez la grenouille n'a pas été constaté chez les animaux plus élevés, et *Rossbach* (2) a vu au contraire que l'estomac était considérablement dilaté après la section de la moelle à la hauteur de la 2e vertèbre cervicale ou après celle des pneumogastriques.

(1) Studien ueber die Bewegung von Speiseroehre und Magen der Froesche. *Pflügers' Archiv.*, Bd VI, p. 588.

(2) Ueber die Bewegungen der Magens-Verhandl. des Congresses für innere Medicin. 1885, p. 212.

Action vaso-motrice.

C'est une question encore fort controversée que celle de savoir si le nerf vague renferme des fibres vaso-motrices pour l'estomac.

Bernard (1) a vu que, chez un chien en digestion qui avait l'estomac ouvert, il ne se produisait pas de décoloration de la muqueuse gastrique qui était rouge, après la section du vague gauche, tandis que, quand on eut coupé l'autre vague, on vit la muqueuse se décolorer très sensiblement.

On pourrait être tenté, d'après cela, de penser que le vague contient des fibres vaso-dilatatrices pour l'estomac, puisque sa section paraît provoquer un effet vaso-constricteur assez manifeste pour augmenter la pression artérielle générale (*Rutterford*). Mais nous ferons remarquer que, dans l'expérience de Bernard, la constatation de l'état de l'estomac paraît avoir été faite immédiatement après la section, de sorte que nous ne pouvons savoir si cet état de pâleur n'est pas dû plutôt à une excitation produite par cette section elle-même. Les recherches de *Fr. Franck* (2) faites sur le cœur nous ont en effet appris que, quand on sectionnait le pneumogastrique, on pouvait observer la production de l'action modératrice sur le cœur, pourvu que la durée de la section fût supérieure à un dixième de seconde.

Nous croyons donc qu'on ne peut pas conclure de cette expérience à l'existence dans le vague de fibres vaso-dilatatrices destinées à l'estomac.

Schiff (3) n'a jamais pu constater de modifications dans la coloration ni dans le calibre des vaisseaux de l'estomac pendant l'électrisation des vagues au cou.

(1) Leçons sur la physiologie du système nerveux, t. II, p. 365.
(2) C. R. Acad. des Sciences, 1880.
(3) Leçons sur la physiologie de la digestion, t. II.

Vulpian (1), qui a fait sur des chiens des expériences analogues à celles de Schiff, n'a pas vu non plus d'effets vasculaires bien nets ni après la section, ni pendant l'excitation des vagues au cou. Il a cependant constaté que la muqueuse stomacale pâlissait pendant la faradisation des pneumogastriques au cou ; mais, comme cet effet ne se produisait plus quand l'animal était atropinisé, il en a conclu que le phénomène était dû à l'arrêt ou à l'affaiblissement du cœur.

Par contre, *Pincus* (2), chez des lapins dont l'autopsie était faite quelques jours après la section des nerfs vagues pratiquée au cardia, aurait vu que la membrane muqueuse de l'estomac était le siège de congestion, de taches noires et irrégulières et d'hémorragies sous-muqueuses.

D'un autre côté, *Oehl*, en excitant le vague au-dessous du diaphragme, aurait constaté un certain degré de constriction des vaisseaux de l'estomac.

Comment expliquer ces résultats différents ? Nous nous sommes adressés à l'expérience pour répondre à cette question et nous avons recherché d'abord les effets provoqués par la section des vagues ; mais, pour éviter la mort rapide et les graves lésions produites à la suite de la double vagotomie au cou, nous avons opéré sur les nerfs pris au-dessous du diaphragme.

Expérience I. — Le 4 décembre 1887, on sectionne les deux vagues d'un chien au niveau du cardia.

On ferme l'abdomen par des points de suture rapprochés et on pratique une antisepsie rigoureuse.

Les jours suivants le chien paraît ne pas aller trop mal, il succombe néanmoins le 11 décembre.

A l'autopsie, pas de péritonite. L'estomac est le siège d'altérations assez intenses : au niveau de la grande courbure la muqueuse est détruite et on voit les vaisseaux très

(1) Leçons sur l'appareil vaso-moteur, t. I, p. 442.

(2) In Schiff. Leçons sur la physiologie de la digestion, t. II.

dilatés ; dans le reste du viscère il y a des hémorragies sous-muqueuses.

Nous avons donc obtenu chez le chien les mêmes lésions que celles signalées par Pincus chez le lapin et que Schiff croyait pouvoir attribuer au froissement de l'estomac produit par l'expérimentateur. Nous pensons avoir évité cette cause d'erreur et, en présence de ces résultats, nous croyons pouvoir émettre l'hypothèse que la dilatation vasculaire et les lésions hémorragiques observées sont plutôt dues à une paralysie des fibres vaso-constrictives contenues dans le vague.

D'ailleurs les expériences suivantes dans lesquelles nous avons étudié les effets de l'excitation du vague vont apporter un nouvel appoint à la confirmation de nos idées.

Expérience II. — Le 15 décembre 1888, chez un tout jeune chien, dont l'abdomen est mis à découvert pour laisser voir l'estomac, nous excitons le bout périphérique du vague gauche au cou. Très rapidement on voit l'estomac pâlir. Il reprend sa coloration normale quand on cesse l'excitation.

Mais, dans ce cas, l'action du vague peut avoir été indirecte et la pâleur observée peut être attribuée à l'action modératrice exercée par le nerf sur le cœur. Dans l'expérience suivante l'excitation a été faite au-dessous du cœur.

Expérience III. — Le 9 octobre 1888, on ouvre l'abdomen d'un lapin, on isole les nerfs pneumogastriques au niveau du cardia, on les coupe et on faradise les bouts périphériques. Pendant l'excitation, les vaisseaux superficiels de l'estomac paraissent se contracter.

Les expériences ainsi faites, en laissant les viscères

au contact de l'air, ne donnent parfois aucun résultat et on n'observe pas de modifications dans la vascularisation de l'estomac ; l'action irritante de l'air en est sans doute la cause et peut expliquer les résultats négatifs obtenus par *Schiff* et *Vulpian*.

Nous avons tourné la difficulté et employé un petit artifice pour mettre en évidence l'action du vague sur la circulation stomacale.

Expérience IV. — Le 9 janvier, chez un chien dont on a ouvert l'abdomen, on pratique avec un scalpel une petite incision superficielle sur la paroi de l'estomac ; le sang s'écoule en bavant par cette petite plaie.

On excite alors le bout périphérique du pneumogastrique droit au cou ; on voit l'estomac se distendre, se contracter et le sang cesser de couler par l'incision.

On cesse l'excitation et, au bout de quelques instants, le sang se remet à couler.

La même expérience, faite en excitant le vague droit au-dessous du diaphragme, donne des résultats analogues.

La pâleur de l'estomac, la constriction de ses vaisseaux, l'arrêt ou au moins le ralentissement de la circulation dans les parois du viscère au moment de l'excitation des vagues, en même temps que la dilatation vasculaire et les hémorragies observées après la section de ces nerfs sont pour nous des preuves suffisantes qui nous engagent à admettre l'existence dans le tronc du vague de *filets vaso-constricteurs* destinés à l'estomac.

Nous ne partageons donc pas l'opinion de Vulpian qui pensait que le vague ne jouait aucun rôle vasomoteur vis-à-vis de l'estomac. Cependant nos expériences ne sont pas en contradiction avec les siennes ; il a vu, comme nous, que l'estomac pâlissait à la suite de l'excitation du pneumogastrique au cou ; mais comme cet effet ne se produisait plus après l'atropinisation qui amenait la paralysie de l'action modératrice des vagues sur le cœur, il en a conclu que la pâleur était due à l'arrêt ou à l'affaiblissement du cœur.

Mais l'atropine ne paralyse pas seulement l'action modératrice des vagues sur le cœur, elle paralyse aussi, à un certain moment, l'action des fibres vaso-motrices constrictives ; de telle sorte que l'expérience de Vulpian vient plutôt apporter un appoint à notre théorie, puisque, si on n'observe pas de changements de coloration de l'estomac pendant l'excitation des vagues chez un animal atropinisé, cela peut tenir à la paralysie des fibres vaso-constrictives contenues dans le nerf que nous étudions.

Action sécrétoire.

L'action du vague sur la sécrétion du suc gastrique a été l'objet de nombreuses recherches.

Bernard, *Panum*, *Lussana* ont constaté qu'après la double vagotomie la sécrétion du suc gastrique était suspendue : *Bernard* a même observé que l'émulsine introduite dans l'estomac n'était plus digérée et pouvait encore donner de l'acide cyanhydrique avec l'amygdaline.

Pour *Longet*, la section des deux vagues au cou n'empêche pas la sécrétion du suc gastrique dont la quantité est peut-être un peu diminuée, mais dont le pouvoir digestif n'est pas modifié. La cause de la difficulté de la digestion devrait être attribuée uniquement à la cessation des mouvements péristaltiques.

Bidder et *Schmidt* n'ont pas observé de modifications dans la composition du suc gastrique après la double vagotomie.

Pour *Brücke*, *Colin*, cette sécrétion reste acide ;

pour *Bernard*, elle est neutre ou alcaline ; pour *Koelliker*, *Müller*, l'acidité est diminuée.

Tous ces résultats variables ont été obtenus après la section des vagues au cou ; voyons ce qui s'observe quand elle est faite au cardia.

Pincus aurait trouvé dans ce cas le suc gastrique alcalin et sans activité. Mais *Kritzler* n'a observé de modifications ni dans le pouvoir digestif, ni dans les caractères du suc gastrique.

Schiff et *Budge* n'en ont pas constaté non plus.

Beaunis, qui a sectionné au cardia les deux vagues d'une lapine et qui, 140 jours après, a étudié le pouvoir digestif du suc gastrique, a trouvé qu'il était aussi actif qu'à l'état normal.

Ajoutons que *Vulpian* a vu une fois la muqueuse stomacale se couvrir de gouttelettes de liquide pendant l'électrisation des vagues. *Bernard* a obtenu, une fois aussi, une sécrétion abondante de suc gastrique par l'électrisation du pneumogastrique ; dans un autre cas le résultat a été négatif.

Il résulte de la lecture attentive de tous ces faits que le vague paraît exercer une action bien faible sur la sécrétion du suc gastrique, si toutefois il en exerce une. Il n'existe actuellement aucune expérience qui montre avec évidence que le pneumogastrique influence nettement et directement cette fonction. Evidemment la digestion est gênée après la double vagotomie, mais cette gêne peut s'expliquer uniquement par la cessation des mouvements stomacaux qui permet aux aliments de stagner et même de se putréfier par suite de leur mélange insuffisant avec le suc gastrique. C'est, à l'heure actuelle, la seule explication que l'on puisse donner du ralentissement de la digestion à la suite de la section des deux vagues.

Action sur l'absorption stomacale.

On avait pu croire un moment que l'absorption ne se faisait plus à la suite de la double vagotomie. L'expérience avait en effet montré que, chez le cheval, les poisons introduits dans l'estomac n'amenaient plus d'intoxication après la section des vagues. Mais *Bouley* (1) a fait voir que, chez ces animaux dont l'estomac n'absorbe pas, la cause de la non intoxication réside dans la paralysie de l'organe qui garde les aliments et les poisons et ne se contracte pas pour les faire pénétrer dans l'intestin. Chez les chiens, on voit constamment se produire l'intoxication après la vagotomie, même lorsque le pylore a été lié.

Cl. Bernard (2), chez une chienne à fistule gastrique et vagotomisée, introduisit dans l'estomac quelques gouttes d'acide prussique au quart. Rapidement il vit l'animal succomber avec tous les phénomènes de l'empoisonnement par l'acide cyanhydrique.

Ces faits sont concluants et nous permettent d'affirmer que le pneumogastrique n'exerce pas d'action sensible sur l'absorption stomacale.

Action trophique.

Le rôle vaso-moteur joué par le pneumogastrique doit faire penser qu'il exerce sur l'estomac une influence trophique.

Déjà nous avons noté, à la suite de la section des deux vagues au cardia, l'apparition de troubles de

(1) *Bull. de l'Acad. de méd.*, 1852.
(2) Leçons sur la phys. du système nerveux, t. II, 1858.

nutrition assez intenses pour provoquer la destruction de la muqueuse stomacale.

Dans des recherches faites sur les lésions consécutives aux névrites expérimentales du nerf vague pratiquées suivant notre méthode (*injection de poudres inertes ou de substances irritantes dans l'épaisseur du nerf)*, nous avons observé des altérations macroscopiques et microscopiques à peu près constantes du côté de l'estomac. A l'œil nu, ce sont surtout des troubles vasculaires qu'on note ; on constate que la muqueuse présente un pointillé rouge, des noyaux hémorragiques et quelques ecchymoses sous-muqueuses. Au microscope, on voit dans presque toute l'épaisseur des tuniques un certain nombre de noyaux inflammatoires disséminés au milieu de tractus conjonctifs. Les couches musculaires sont à peu près saines ; il n'en est pas de même des deux couches muqueuse et sous-muqueuse qui présentent les altérations suivantes : les vaisseaux sont congestionnés et on voit des éléments inflammatoires assez abondants qui forment en certains points des amas nodulaires. Les culs-de-sacs glandulaires sont séparés les uns des autres par des prolongements conjonctifs formés de tissu connectif lâche et de noyaux. L'épithélium glandulaire est également modifié : les cellules à pepsine ne sont plus, comme à l'état normal, faiblement anguleuses ; elles sont au contraire arrondies et peut-être un peu plus granuleuses ; les autres cellules sont, dans les régions malades, plus nombreuses, plus petites et à protoplasma beaucoup plus transparent que chez les animaux sains.

En résumé, l'influence trophique du vague sur l'estomac se traduit, dans les cas de névrites expérimentales de ce nerf, par une sorte de sclérose périglandulaire de la couche muqueuse avec dissociation progressive des éléments épithéliaux.

§ III. — ACTION DU PNEUMOGASTRIQUE SUR L'INTESTIN GRÊLE.

Pour l'intestin grêle nous avons également à étudier l'action du vague aux points de vue de la sensibilité, de la motricité, de la vaso-motricité et de l'influence trophique.

Action sensitive.

On admet généralement que la sensibilité de l'intestin grêle est sous la dépendance des splanchniques et on pense que les vagues ne possèdent pas de fibres centripètes se distribuant à cette portion du tube digestif. Les coliques violentes observées à la suite de l'irritation de l'intestin se produisent sans doute sous l'influence d'un réflexe dans lequel les pneumogastriques n'interviennent que comme nerfs centrifuges.

Action motrice.

Cette action n'est guère douteuse, quoique des plus complexes ; le vague doit fournir en grande partie l'innervation motrice à l'intestin grêle.

Cependant, ici encore, les physiologistes nous donnent des résultats contradictoires.

Pflüger, dans une expérience restée classique, a vu l'excitation du vague produire ou augmenter les mouvements de l'intestin qui étaient arrêtés par l'électrisation du nerf splanchnique.

Braam Houckgeest (1), en ouvrant sous l'eau la

(1) Untersuchungen über Peristaltik des Magen und Darmkanals. *Pflüger's Arch.*, Bd. VI, p. 266 und Bd. VIII, p. 163.

cavité abdominale des animaux, a pu constater qu'à la suite de la section du nerf splanchnique on observait des mouvements péristaltiques intenses de l'intestin grêle et une hypérémie des vaisseaux et que, pendant l'excitation du nerf, il y avait arrêt des mouvements de l'intestin et contraction des vaisseaux. Le pneumogastrique agirait aussi sur les mouvements de l'intestin, mais seulement parce qu'il produirait des contractions de l'estomac et serait ainsi le point de départ des mouvements intestinaux.

Legros et *Onimus* (1) auraient vu se produire l'arrêt en diastole de l'intestin pendant la faradisation des vagues.

D'un autre côté, on sait que la section des deux pneumogastriques n'empêche pas la production des mouvements intestinaux. Mais ce fait prouve seulement qu'il peut y avoir d'autres éléments moteurs que ceux qui viennent du vague et on a tenté d'expliquer le phénomène en recherchant le point de départ de l'excitation motrice soit dans les cellules ganglionnaires du plexus mésentérique, soit même dans les fibres contractiles de l'intestin. (*Engelmann* et *von Brakel*) (2).

Quoi qu'il en soit de ces résultats divers, il y a un fait à peu près constant, c'est que l'excitation du bout périphérique d'un pneumogastrique provoque l'apparition de mouvements dans l'intestin grêle immobile, ou l'exagération de ces mouvements quand il est déjà le siège de contractions, et que l'excitation du splanchnique détermine au contraire l'arrêt de ces mouvements. Nous avons souvent vérifié ces faits dans nos expériences.

(1) Recherches expérimentales sur les mouvements de l'intestin. (*Journal de l'Anatomie et de la Physiologie*, 1870.)

(2) Sur les mouvements péristaltiques, spécialement de l'intestin, *Pflüger's Archiv.*, IV, 1871.

Expérience I.

Chez un lapin dont les intestins sont mis à découvert par une large incision abdominale, nous voyons l'excitation faradique du bout périphérique du vague droit, au cou, amener des mouvements actifs de l'intestin qui diminuent quand on cesse l'excitation.

Les mêmes phénomènes ont été observés quand nous avons excité le nerf au niveau du cardia pour éviter l'action sur le cœur.

Expérience II.

Le 27 décembre 1887, on ouvre l'abdomen d'un lapin et on isole les splanchniques et les pneumogastriques au-dessous du diaphragme. Les intestins sont agités de mouvements faibles. On excite un vague, ces mouvements s'accélèrent, mais ils s'arrêtent dès qu'on excite un splanchnique.

Expérience III.

Le 13 octobre 1887, chez un lapin dont l'abdomen est ouvert, on isole les splanchniques et les vagues au niveau du cardia. Lorsqu'on excite le bout périphérique du splanchnique on note l'arrêt des mouvements péristaltiques de l'intestin grêle, mais, quand on faradise les pneumogastriques, on voit ces mouvements s'accélérer.

L'expérience, répétée plusieurs fois, donne les mêmes résultats.

Expérience IV.

Le 16 octobre 1887, sur un lapin préparé de la même manière, on excite les bouts périphériques des deux vagues sectionnés au-dessous du diaphragme. Pendant ces excitations, faites à plusieurs reprises, on voit que l'intestin grêle tout entier est agité de mouvements intenses.

Dans ces cas, l'influence accélératrice du pneumogastrique et l'action d'arrêt du splanchnique ont été des plus évidentes. Disons cependant que ces résultats ne s'observent pas toujours et que, dans certains cas, on reste un peu indécis ; il semble même quelquefois que l'excitation du splanchnique amène des contractions intestinales.

Ehrmann (1) croit nous en avoir donné la raison : d'après cet auteur, le pneumogastrique et le splanchnique exercent une action double et croisée sur les fibres musculaires circulaires et longitudinales du duodénum. Le splanchnique exciterait les fibres longitudinales et paralyserait les fibres circulaires ; le pneumogastrique exciterait les fibres circulaires et paralyserait les fibres longitudinales.

Mais l'action motrice du splanchnique peut s'expliquer d'une autre manière et actuellement nous nous en tenons à l'opinion de *Cl. Bernard* (2) exposée dans une leçon inédite communiquée par M. d'Arsonval à la Société de Biologie.

L'illustre physiologiste a en effet montré qu'en galvanisant le bout central d'un filet sympathique de l'abdomen ou le bout central d'un splanchnique, on obtient des convulsions violentes de l'intestin grêle ; l'excitation du bout périphérique ne donne rien. Au contraire, l'excitation du bout périphérique du vague produit des convulsions. Cl. Bernard en conclut que l'excitation est transmise au centre par le splanchnique (nerf sensitif) et revient à l'intestin par le pneumogastrique qui serait le nerf moteur.

(1) Ueber die Innervation des Dünndarms. *Wiener med. Jahrb.* 1885, Heft 1.

(2) Antagonisme du sympathique et du pneumogastrique. Leçon inédite. Mém. Soc. biologie, 1884, p. 13.

Action vaso-motrice.

Vulpian (1) déclare qu'il n'a pu arriver à résoudre la question très controversée de savoir si le pneumogastrique contient des fibres vaso-motrices destinées à l'intestin. L'électrisation du bout périphérique du nerf faite au cou amène bien de la pâleur de la muqueuse, mais c'est sans doute un effet de l'arrêt des mouvements du cœur.

Cl. Bernard, dans le mémoire que nous venons de citer, compare les phénomènes qu'il a observés à la suite des excitations du splanchnique et du vague à ceux qui se produisent du côté de la glande salivaire (section du sympathique, vascularisation exagérée de la glande se produisant également par l'excitation de la corde du tympan) ou du côté de la face et de l'oreille (vascularisation exagérée après section du sympathique se montrant également pendant l'excitation d'une anastomose auriculo-faciale unissant la 7e paire à la 5e) et il est conduit à admettre qu'il existe un antagonisme entre le sympathique et le vague. En effet, la galvanisation des splanchniques, en même temps qu'elle arrêterait les mouvements de l'intestin (*Pflüger*), amènerait le ralentissement de la circulation (*Cl. Bernard*), tandis que l'excitation des pneumogastriques non seulement provoquerait des mouvements intenses de l'intestin grêle, mais aussi y rendrait la circulation plus active. Au-dessous des ganglions, lorsque les deux nerfs sont réunis, l'excitation ne donne plus rien et il est probable qu'on obtiendrait les mêmes résultats négatifs si l'on excitait simultanément les splanchniques et les pneumogastriques au-dessus du ganglion. Dans ces cas, les effets de l'excitation des deux nerfs se neutraliseraient.

(1) Leçons sur l'appareil vaso-moteur.

Il semble résulter de nos expériences personnelles que le pneumogastrique exerce sur l'intestin grêle une action vaso-motrice analogue à celle que nous avons essayé de mettre en lumière pour l'estomac.

Expérience I.

Chez un tout jeune chien on isole le vague gauche au cou et on ouvre l'abdomen.

Pendant l'excitation du nerf avec un courant assez fort on observe très nettement la constriction des vaisseaux de l'intestin.

Quand, pour répondre à l'objection de Vulpian, qui pense que cet effet est dû à l'arrêt des mouvements du cœur, on excite le pneumogastrique dans la région qui avoisine le cardia, on observe les mêmes résultats.

Expérience II.

Le 10 octobre 1887, on ouvre l'abdomen d'un lapin, on passe un fil sous chacun des deux vagues isolés au-dessous du diaphragme, on lie ces deux nerfs et on les sectionne au-dessus de la ligature. On excite alors simultanément les deux bouts périphériques avec un courant faradique assez intense ; pendant l'excitation, l'intestin grêle pâlit et les artères qui s'y distribuent paraissent se contracter.

Expérience III.

Le 18 janvier 1887, chez un chien curarisé, on excite le vague droit isolé dans le thorax au-dessous du cœur par le procédé de Cl. Bernard. Cette excitation est pratiquée pendant 20 minutes environ à divers intervalles. Dès qu'on cesse la faradisation on regarde l'intestin grêle au moment même où on ouvre l'abdomen et on constate qu'il est pâle et anémié sur toute sa surface.

Cette constriction des vaisseaux de l'intestin grêle, cette anémie de l'organe ne sont pas les seuls phénomènes que nous ayons observés pendant la faradisation des vagues. Comme pour l'estomac, nous avons aussi noté un arrêt du cours du sang.

Expérience IV.

Le 9 janvier on isole le vague droit, au cou, sur un chien curarisé ; on le sectionne et on maintient le bout périphérique par une ligature. On fait alors une incision à l'abdomen, on met à découvert le duodénum et on y fait avec un bistouri une petite incision superficielle. A l'état normal on voit le sang s'écouler en bavant d'une manière à peu près constante par la petite plaie. On excite le bout périphérique du vague droit et, au bout de quelques instants, on voit le duodénum agité de mouvements qui le font se dilater ; en même temps les lèvres de la petite plaie se séparent et l'écoulement du sang s'arrête complètement. Quand on cesse l'excitation, le sang se remet à couler. On observe également l'arrêt du cours du sang quand on faradise le même nerf au-dessous du diaphragme.

Dans l'expérience suivante nous avons recherché les effets produits par la section des nerfs.

Expérience V.

Le 4 décembre 1887 on sectionne chez un chien les deux pneumogastriques, au niveau du cardia.

L'animal succombe sans péritonite sept jours après et, à l'autopsie, faite très peu de temps après la mort, on trouve la muqueuse duodénale fortement hypérémiée et présentant une teinte rouge brique uniforme. Dans le reste de l'intestin grêle la muqueuse est le siège d'arborisations vasculaires nombreuses et de quelques ecchymoses.

En résumé, la section des vagues produit de la paralysie vasculaire qui se manifeste par de l'hypérémie et des lésions hémorragiques ; leur faradisation, au contraire, détermine la pâleur de l'intestin grêle, la constriction de ses vaisseaux et l'arrêt de l'écoulement du sang par une incision faite sur sa paroi. Tous ces phénomènes plaident en faveur d'une action vaso-motrice exercée par le vague sur l'intestin grêle et nous nous croyons en droit de conclure, comme pour l'estomac, que le tronc du pneumogastrique renferme des filets vaso-constricteurs qui agissent sur l'intestin grêle.

D'ailleurs, nous pouvons encore donner une autre preuve de cette action vaso-constrictive exercée, selon nous, par le vague, non seulement sur l'intestin grêle, mais aussi sur tous les viscères abdominaux.

Lorsqu'on faradise les bouts périphériques des pneumogastriques, sectionnés au moment où ils entrent dans l'abdomen, au-dessous du diaphragme, on note, comme le montre clairement le tracé ci-dessous, une élévation assez nette de la pression artérielle générale.

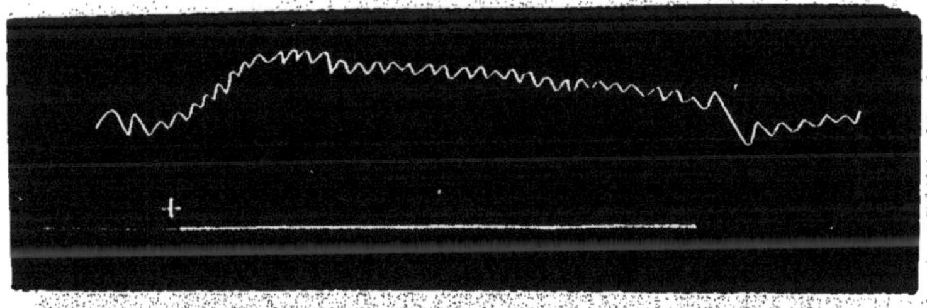

Fig. 1. — Tracé de la pression artérielle prise dans la carotide pendant la faradisation des deux vagues au dessous du diaphragme.

Cette élévation, qui ne peut guère s'expliquer que par un resserrement dans tout le système artériel qui irrigue les viscères innervés par le vague, est la démonstration indirecte du rôle vaso-constricteur de ce nerf.

Action trophique.

Il semble résulter de nos recherches expérimentales que le pneumogastrique exerce une influence trophique sur l'intestin grêle.

Nous avons déjà parlé des lésions hémorragiques qui peuvent s'observer à la suite de la section des deux nerfs, au cardia.

Quand, comme nous l'avons fait souvent, on crée chez les animaux (chiens, lapins) des névrites du nerf vague, par l'injection interstitielle de poudre de lycopode ou d'huile de croton très étendue, on observe, au moment de la mort, qui survient généralement au bout de plusieurs mois, des lésions de l'intestin grêle assez analogues à celles que nous avons déjà constatées dans l'estomac.

Dans la couche sous-muqueuse, on retrouve cette même abondance de noyaux que nous avons signalée dans l'estomac. Dans certaines portions même, cette couche sous-muqueuse est presqu'entièrement constituée par des éléments nucléaires qui sont répandus autour des glandes.

L'épithélium glandulaire ne paraît pas présenter de modifications.

Nous arrivons à la dernière portion du tube digestif, au *gros intestin* ; mais celui-ci ne paraît avoir aucun rapport direct avec le nerf pneumogastrique ; nous passons donc immédiatement à l'étude de l'action du vague sur les glandes abdominales annexées au tube digestif, le foie et le pancréas.

---

§ IV. — ACTION DU NERF PNEUMOGASTRIQUE SUR LE FOIE.

L'action exercée sur les fonctions du foie par le système nerveux et en particulier par le nerf pneumogastrique est jusqu'ici assez peu connue et il règne une grande obscurité sur cette question.

Cl. Bernard (1) nous a appris qu'au bout d'un certain temps après la section des deux pneumogastriques au cou le foie ne contient plus ni sucre, ni matière glycogène. Pour savoir si ces nerfs agissaient comme centripètes ou centrifuges dans la *fonction glycogénique du foie*, l'illustre physiologiste a sectionné les deux vagues entre les poumons et le foie par un procédé spécial (2), et il a constaté que la fonction glycogénique n'était pas troublée, contrairement à ce qui arrivait lorsqu'on sectionnait les nerfs au cou. Cl. Bernard en a conclu que c'est des poumons que partent les excitations qui déterminent la fonction glycogénique du foie.

En effet : 1° si on coupe les vagues dans la région cervicale, la fonction glycogénique hépatique est arrêtée.

2° Si on électrise les bouts centraux, elle est rétablie momentanément.

3° Si on faradise les bouts périphériques, cette fonction ne se rétablit pas.

4° Si on sectionne les vagues entre les poumons et le foie, on ne porte aucune atteinte à la fonction glycogénique.

Ces faits permettent de conclure que les nerfs pneu-

(1) Leçons sur la Physiologie et la Pathologie du système nerveux, t. II, p. 231.

(2) Leçons de physiologie expérimentale 1854, t. I, p. 336.

mogastriques agissent comme centripètes et non comme centrifuges dans la fonction glycogénique du foie.

Quant à l'action du vague sur la sécrétion biliaire, les auteurs qui se sont occupés de cette question paraissent la considérer comme à peu près nulle.

Naunym (1) a constaté que la sécrétion biliaire subissait un ralentissement à la suite de la piqûre du plancher du 4e ventricule ; il attribue ce phénomène à des troubles vaso-moteurs dans l'organe hépatique et à une diminution de la pression dans les vaisseaux.

Heidenhain (2) a observé, à la suite d'une excitation du pneumogastrique, une suractivité de la sécrétion biliaire mais de courte durée ; il pense que cette suractivité est due à un ralentissement de la circulation de la veine porte, provoquée par l'augmentation, au début, de la pression artérielle, et le ralentissement de la respiration au moment de l'excitation.

Pour cet auteur, la faradisation de la moelle provoque une diminution de la sécrétion biliaire et, comme *Munck* (3) l'a montré, c'est par l'intermédiaire des splanchniques que se produit cette diminution, car, après la section de ces nerfs, la faradisation de la moelle ne produit plus rien.

Le rôle des pneumogastriques serait donc bien faible.

Quant à l'action vaso-motrice du vague sur le foie, elle est niée par la plupart des auteurs et les expériences de *Laffont* (4) tendraient à démontrer que le pneumogastrique n'a pas d'action de ce genre, mais que les

(1) Beitrage zur Lehre von Diabètes méllitus. (Separat. aus *Arch. f. exper. Path und Pharmak.* 1874.)

(2) Ueber die Nervi vagi einen Einfluss auf die Gallionsecretion aus ? (Studien des physiologischen Institutes zu Breslau. Heft. 2 und 4).

(3) Ueber den Einfluss sensibler Reizung auf die Gallenausscheidung. (*Arch. de Pufiger*, t. VIII.)

(4) Recherches sur l'innervation vaso-motrice du foie et des viscères abdominaux. (*C. R. Acad. Sciences*, 1880, n° 12.)

vaso-moteurs arriveraient à l'organe hépatique par le grand sympathique et les trois premières paires dorsales.

Il y a donc jusqu'ici fort peu d'expériences qui permettent de conclure à une action directe des nerfs vagues sur le foie. On sait cependant combien sont nombreux les filets de ce nerf qui vont contribuer à innerver la glande hépatique.

Nous avons voulu essayer de rechercher à nouveau si l'on ne pourrait pas arriver à mettre en évidence les rapports fonctionnels du pneumogastrique sur le foie, et, pour résoudre ce problème, nous avons fait un assez grand nombre d'expériences sur la glycémie, la sécrétion biliaire et la pression dans les voies biliaires.

A. — ACTION DU NERF VAGUE SUR LA FONCTION GLYCOGÉNIQUE DU FOIE.

Les expériences de *Bernard*, celles de *Filehne* (1), celles de *Laffont* (2) ont démontré que la régulation de la fonction glycogénique et par conséquent le point de départ de la glycosurie était située sur un arc réflexe comprenant comme fibres centripètes les branches thoraciques du pneumogastrique, comme centre le bulbe et comme fibres centrifuges les filets qui traversent la moelle jusqu'au renflement brachial d'où ils émergent au niveau des racines dorsales pour aller jusqu'au foie par le trajet des splanchiques.

Si la section des vagues a pour action de supprimer le glycogène dans le foie, c'est parce que les filets centripètes endocardiaques et pulmonaires sont séparés

(1) *Centralblatt f. Med.*, 3 mai 1878.

(2) Recherches expérimentales sur la glycosurie. *Journal d'Anatomie et de Physiologie*, 1880.

de leur centre et ne peuvent plus transmettre d'excitation au foie.

Le pneumogastrique n'aurait donc aucune action directe sur le glycogène hépatique. En effet, sa section n'empêche pas l'apparition de la glycosurie à la suite de la piqûre du plancher du 4ᵉ ventricule et, de plus, *Bernard* a montré, dans une expérience, que, lorsque la vagotomie est pratiquée dans la poitrine au-dessous du poumon, le sang continue à contenir du sucre et le foie n'éprouve pas de modifications relativement à la présence du glycogène et de la glycose.

On admet actuellement que, si la faradisation des bouts centraux des vagues détermine de l'hyperglycémie, celle des bouts périphériques n'exerce pas d'action appréciable sur la contenance en sucre du liquide sanguin.

Les expériences de Bernard, qui datent de 1857, ont été entreprises à un moment où les dosages du sucre dans le sang ne devaient pas donner de résultats bien précis en raison de la grossièreté relative des procédés d'analyse de l'époque et il était difficile d'apprécier des différences minimes dans les quantités de glycose contenues dans le sang. Aussi, tout en admettant sans réserves que c'est dans le pneumogastrique que se trouve la voie centripète d'irritation du centre glycogénique, demandons-nous de nouvelles recherches avant de nous prononcer définitivement sur le rôle négatif attribué au vague comme nerf centrifuge ?

Les quelques expériences que nous avons faites à ce point de vue et que nous allons relater nous commandent cette réserve.

Nous avons d'abord répété l'expérience qui consiste à rechercher l'état de la glycémie à la suite de la section des deux vagues au cou.

Expérience I. — Vieux chien. — Section des deux vagues au cou. — Dosages du sucre dans le sang avant la section et au moment de la mort.

Le 1er décembre, sur un vieux chien de 20 kg. 800, on prend du sang dans l'artère carotide pour l'analyser et on trouve 0 gr. 90 de glycose pour 1,000 gr. de sang.

A 4 h. 30 on résèque les deux vagues au cou.

Le 2 décembre, l'animal ne va pas trop mal.

Le 3 décembre, le chien, qui le matin avait l'air d'être assez bien portant, succombe à 11 h. 15 du matin.

On ouvre immédiatement le thorax et on recueille tout le sang qui se trouve dans les cavités cardiaques.

L'analyse de ce liquide montre qu'il ne contient que des traces de glycose que le dosage par la fermentation et la pompe à mercure permet d'évaluer à 0 gr. 10 pour 1,000 gr. de sang.

La section des deux vagues au cou a donc bien pour effet de supprimer presque complètement la glycose du sang au bout de deux jours. Ce résultat est entièrement d'accord avec ceux de Bernard.

Nous avons en outre obtenu une hyperglycémie très accentuée à la suite de la faradisation des bouts centraux des vagues.

Mais lorsque c'est le bout périphérique qui a été excité, nous avons été surpris de ne pas obtenir les effets classiques qui, comme on le sait, seraient négatifs.

Expérience II. — Chienne. — Section des deux pneumogastriques. — Ligature serrée des bouts périphériques. — Dosage du sucre dans le sang avant et une heure après.

Le 20 mars, à 5 h. du soir, on prend du sang dans la carotide d'une chienne et on y dose la glycose ; on trouve 1 gr. 17 pour 1,000 gr. de sang.

A 5 h. 5, on isole les deux pneumogastriques au cou, on les lie et on pratique la section au-dessus des ligatures.

On abandonne l'animal et, une heure après, à 6 h. 5, on reprend du sang dans la carotide ; l'analyse donne 1 gr. 21 de glycose pour 1,000 gr. de sang.

Dans cette expérience, où la ligature serrée des deux bouts périphériques équivaut à une irritation légère, nous constatons que la glycose aurait plutôt une tendance à augmenter dans le sang. Voyons ce qui se passe lorsqu'on se sert du courant faradique.

Expérience III. — Chien. — Faradisation des bouts périphériques des deux vagues au cou. — Dosage de la glycose dans le sang avant et après la faradisation.

Le 5 janvier, à 4 h., on prend un chien de 7 kg. 800. On extrait du sang de l'artère carotide et, en y dosant le sucre par la fermentation à l'aide de la pompe à mercure, on trouve 0 gr. 88 de glycose pour 1,000 grammes de sang.

A 4 h. 5 on sectionne les deux vagues au cou, puis, pour éviter l'asphyxie qui pourrait se produire, le chien étant assez jeune, on fait la trachéotomie et on pratique la respiration artificielle. L'animal est calme pendant toute la durée de l'expérience.

De 4 h. 10 à 4 h. 30 on excite, d'une façon intermittente, les bouts périphériques des deux vagues.

A 4 h. 42, on extrait du sang de la carotide et on y dose le sucre par la même méthode ; on trouve 1 gr. 52 de glycose pour 1,000 grammes de sang.

Il y a donc eu une véritable hyperglycémie à la suite de la faradisation des bouts périphériques des vagues. C'est là un résultat en contradiction avec ce qui est admis aujourd'hui de l'action centrifuge négative du pneumogastrique sur la fonction glycogénique du foie. Y a-t-il, dans notre expérience, des causes d'erreur qui pourraient amener la production de l'hyperglycémie? Mais nous avons eu soin de ne prendre que 15 grammes de sang pour l'analyse du sang normal afin d'éviter l'hyperglycémie due à l'hémorragie ; nous avons aussi pratiqué la respiration artificielle afin d'éviter l'asphyxie et ses conséquences sur la contenance du sang en sucre. Nous ne voyons donc pas ce qui pourrait expliquer l'augmentation de la glycose observée, en dehors de l'excitation faradique des vagues.

D'ailleurs, nous avons obtenu des résultats analogues dans nos expériences de longue durée où l'irritation du bout périphérique du vague était provoquée par une injection interstitielle de poudre inerte dans l'épaisseur du nerf.

Expérience IV. — Chien. — Injection de poudre de lycopode dans le bout périphérique du pneumogastrique droit sectionné ; glycosurie.

Le 10 décembre 1887 on résèque environ 3 centimètres du vague droit au cou et on injecte dans le bout périphérique un quart de centimètre cube d'eau distillée tenant en suspension de la poudre de lycopode.

L'urine, examinée avant l'opération, ne contenait pas de sucre.

Pendant les quinze jours qui suivent, l'urine reste normale au point de vue de la présence de la glycose.

Le 15 janvier on constate une glycosurie très nette ; l'urine contient près de 10 grammes de sucre par litre.

L'urine est examinée de temps en temps jusqu'au mois d'avril et on y observe quelquefois la présence de la glycose.

Le 22 avril, l'urine ne contient pas de sucre, mais le dosage de cet élément dans le sang donne 1 gr. 74 pour 1,000 au lieu de 0 gr. 90, chiffre normal.

Une autre expérience nous a donné des résultats analogues.

En présence de ces faits, mais eu égard au nombre trop peu considérable de nos expériences, nous ne nous croyons cependant pas encore autorisés à conclure en faveur d'une action directe, centrifuge du pneumogastrique sur la fonction glycogénique du foie. Nous nous bornons seulement à affirmer que la question n'est pas encore résolue et que des expériences sont encore nécessaires avant qu'on puisse se prononcer définitivement pour la négative.

B. — ACTION DU NERF VAGUE SUR LA SÉCRÉTION BILIAIRE.

Nous avons dit qu'*Heidenhain* avait observé une augmentation de la sécrétion biliaire à la suite de l'électrisation d'un nerf pneumogastrique. Dans nos recherches nous avons essayé, par des excitations pratiquées soit au cou, soit au cardia, sur les bouts périphérique et central du nerf vague, de bien voir si réellement la sécrétion biliaire subissait des modifications. Pour cela, après avoir isolé les nerfs à l'endroit où devait porter l'excitation, nous avons introduit dans le canal cholédoque vers le foie une canule muni d'un long tube de verre à très petit diamètre. Nous mesurions la quantité de bile qui s'écoulait dans le tube en un temps donné et nous pouvions voir ainsi si cette quantité était modifiée pendant les excitations.

Nos expériences ont été faites sur des chiens et sur des lapins.

Expérience I. — Chien. — Curarisation. — Excitation électrique du pneumogastrique droit (bout périphérique et bout central). — Mesure de la sécrétion biliaire.

Le 10 mars 1888 on fait une injection sous-cutanée de

0,03 gr. de curare à un chien de 11 kg. 000 et, dès que la respiration cesse, on pratique la respiration artificielle.

On ouvre ensuite l'abdomen en faisant une incision sur la ligne blanche, on isole le canal cholédoque et on y introduit une canule à laquelle on a adapté un long tube de verre à diamètre presque capillaire.

On mesure la sécrétion biliaire normale par la quantité de bile qui s'avance dans le tube en 2 minutes : on trouve 3 centimètres en moyenne.

On met alors à nu le pneumogastrique droit au cou, on le sectionne après avoir retenu chacun des bouts dans une ligature.

On excite le bout périphérique avec un courant assez fort (5) pendant 2 minutes, la sécrétion biliaire est de 2 centimètres ; les 2 minutes qui suivent elle est de 2 centimètres 5. Pendant l'excitation, le cœur s'est arrêté durant 30 secondes.

On excite ensuite le bout central d'abord avec un courant faible (10).

Sécrétion biliaire en 2 min. = 3 centim., puis avec un courant très fort.

Sécrétion en 2 min. 10 centim.

On cesse l'excitation et on a pendant les 2 minutes qui suivent : 4 cent. 5.

Pendant les 2 autres : 2 cent. 5.

On reprend le bout périphérique qu'on excite à 3 pendant 2 minutes ; on observe pendant les 30 premières secondes l'arrêt du cœur en même temps que l'arrêt de la sécrétion biliaire, puis pendant le reste des 2 minutes on a comme sécrétion 1 centim. 7 ; les 2 minutes qui suivent on a 4 centim.

On cesse l'expérience.

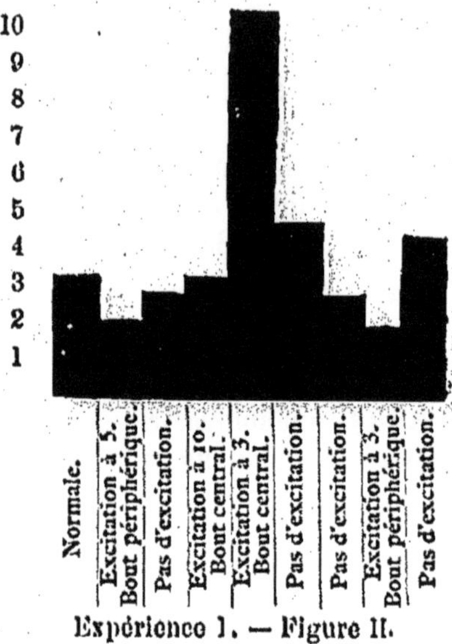

Expérience I. — Figure II.

On voit que l'excitation du bout central du vague droit avec un courant fort produit une grande augmentation de la sécrétion biliaire, tandis que l'excitation du bout périphérique du même nerf, avec le même courant, détermine une diminution assez nette dans le débit de la bile.

L'expérience suivante va nous montrer ce qui se produit quand on excite simultanément les bouts périphériques des deux nerfs.

Expérience II. — Chien. — Modification de la sécrétion biliaire à la suite de la faradisation des bouts périphériques des deux nerfs vagues.

Le 26 mars 1888, on injecte 0,02 centigr. de curare à un chien en digestion du poids de 8 kg. 700. Respiration artificielle. On met à nu les deux nerfs pneumogastriques au cou et on les sectionne en ayant soin de retenir dans un fil les bouts périphériques. On ouvre alors largement l'abdomen, on isole le canal cholédoque qu'on sépare du canal cystique par une ligature et on y introduit une canule à laquelle on adapte un long tube capillaire.

La mesure de la quantité de bile qui parcourt les tubes en deux minutes donne à l'état normal 5 cm. 5, 6 cm. On excite simultanément les bouts périphériques des deux vagues avec un courant de moyenne intensité (distance des bobines : 8) ; la sécrétion biliaire n'est plus que de 4 centim. en 2 minutes ; on excite avec un courant plus fort (4) et on ne note que 3 cm. 8, dans le même temps ; on cesse l'excitation et on a en 2 minutes 6 cm., 5 cm. 7, chiffres semblables à ceux de l'état normal.

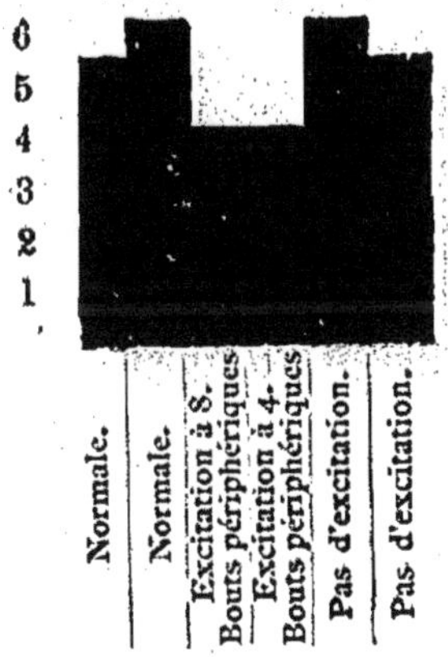

Expérience 2. — Figure III.

L'excitation simultanée des bouts périphériques des deux nerfs pneumogastriques dans la région du cou a donc eu pour effet de faire diminuer dans des proportions notables la quantité de bile sécrétée en un temps donné. Les résultats sont donc les mêmes que lorsqu'on agit sur un seul nerf. Mais nous avons, dans ces deux expériences, opéré sur des chiens curarisés ; voyons ce qui se passe lorsque l'animal n'est pas intoxiqué. Pour ces expériences, nous avons choisi le lapin qui s'agite bien moins que le chien.

Expérience III. — Lapin. — Action du pneumogastrique droit sur la sécrétion biliaire.

Le 9 octobre 1888 on passe un fil sous le pneumogastrique droit au niveau du cou chez un gros lapin pésant

3 kilogr. 100 gr.; puis on ouvre l'abdomen, on isole le canal cholédoque et on y introduit vers le foie une canule munie d'un long tube de verre à petit diamètre.

On mesure la quantité de bile qui s'écoule à l'état normal en notant plusieurs fois les espaces parcourus dans le tube en une minute par ce liquide ; on note 4 cm. 5, 5 cm. 5, 6 cm., 5 cm. 5.

A 4 h. 30 on excite à 8 le vague droit dans la continuité ; en une minute la bile parcourt 15 cent. dans le tube ; on excite avec un courant plus faible (12), on n'a plus que 5 centim. parcourus dans le même temps. Une nouvelle excitation à 8 ne donne plus que 6 cm. et, sans exitation, on note en une minute 4 cm. 5, 5 cm. chiffres normaux ; on excite de nouveau à 8 et on a pendant la première minute 9 cm. 5, pendant la deuxième 4 cm. 5.

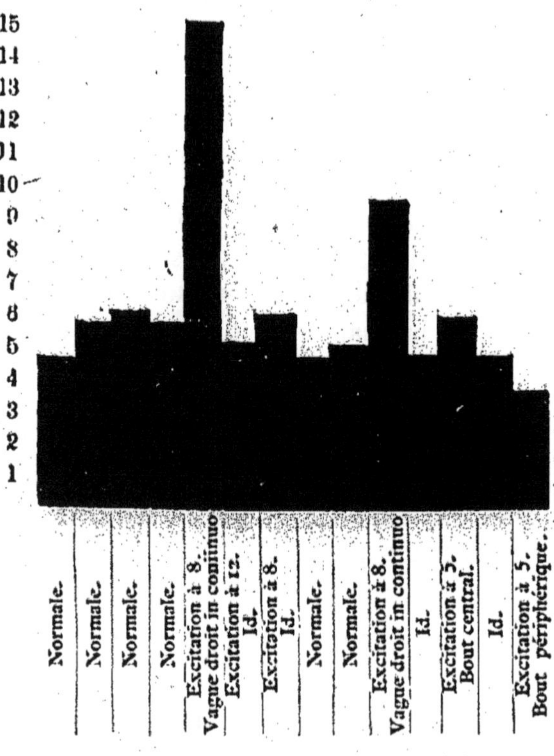

Expérience 3. — Figure IV.

On laisse reposer le nerf pendant quelques minutes, puis on le sectionne ; l'excitation du bout central avec un courant assez fort (5) donne pendant la 1re minute, comme quantité de bile écoulée, 5 cm. 8, et pendant la 2e, 4 cm. 6.

Pendant l'excitation du bout périphérique à 5, on a en une minute 3 cm. 8.

Dans cette expérience nous voyons la sécrétion biliaire augmenter notablement à la suite de l'excitation du pneumogastrique droit au cou dans la continuité, mais cette action est éphémère, et, bien qu'on continue l'excitation, la sécrétion reprend rapidement sa marche normale ; la faradisation du bout central du nerf après section paraît provoquer un effet analogue, mais un peu moins accentué. Quant à l'électrisation du bout périphérique du vague, elle a déterminé un ralentissement assez net dans la marche de la sécrétion de la bile.

Nos expériences sont donc concordantes chez le chien et chez le lapin, que l'animal soit ou non curarisé : nous avons toujours observé, en excitant les vagues au cou, une augmentation de la sécrétion biliaire dans les cas d'excitation du nerf in continuo ou de son bout central après section ; cette augmentation est passagère et ne se montre ordinairement qu'au début de l'excitation.

Lorsqu'au contraire nous avons faradisé le bout périphérique du nerf, c'est un ralentissement de la sécrétion qui a été noté.

Mais, en raison du siège de l'excitation, il pouvait se faire que les modifications observées fussent dues à une action sur le cœur. Il fallait, pour éviter cette cause, irriter le nerf, non plus au cou, mais au-dessous du cœur. C'est ce que nous avons fait dans l'expérience suivante.

Expérience IV. — Lapin. — Faradisation des pneumogastriques au-dessous du diaphragme. — Modifications de la sécrétion biliaire.

Le 14 octobre 1888, on prend un lapin de 3 kg. 200, on lui ouvre l'abdomen et on isole les nerfs pneumogastriques à la partie inférieure de l'œsophage au-dessous du diaphragme. On introduit ensuite vers le foie une canule dans le canal cholédoque; cette canule est munie d'un tube de verre, qu'on laisse horizontalement placé.

On attend que la sécrétion de la bile prenne une marche régulière et on note, comme longueur du tube parcourue par la bile à l'état normal en 1 minute, 3 cm. 8, 3 cm. 5.

On excite alors les deux vagues non sectionnés au niveau du cardia avec un courant à 10 et observe que la longueur parcourue dépasse 5 centimètres en 1 minute. On sectionne un des vagues, on excite son bout périphérique avec un courant à 5 et on voit que la bile ne s'avance que de 2 centimètres en 1 minute. On cesse l'excitation et on note comme longueur parcourue dans le même temps 3 cm. 5.

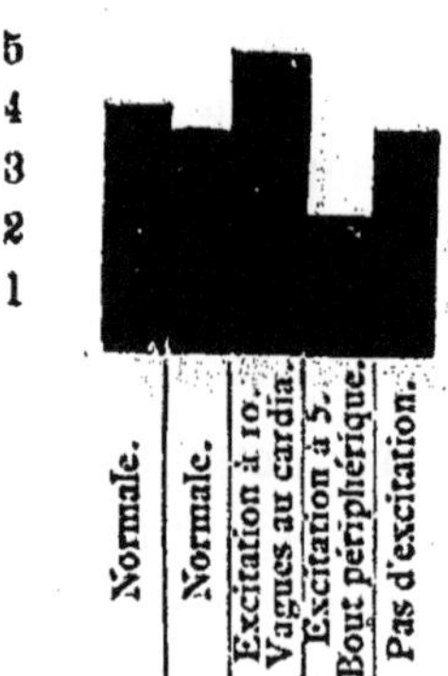

Expérience 4. — Figure V.

Les résultats sont donc les mêmes quand on excite le nerf au-dessous du cœur et lorsqu'on l'excite au cou; aussi nous croyons pouvoir conclure à une action exercée sur la sécrétion biliaire par le nerf pneumogastrique. Par la voie centripète il provoque une suractivité éphémère de la sécrétion ; par la voie centrifuge, c'est un ralentissement qu'il détermine. Nous tâcherons d'expliquer ce dernier phénomène lorsque nous parlerons de l'action vaso-motrice. Ajoutons qu'il semblerait que la sécrétion biliaire est également influencée à la suite de la section des deux nerfs pneumogastriques.

En effet, *Vulpian* (1) a vu souvent chez les chiens, qui mouraient plusieurs jours après une double vagotomie, que le foie était congestionné, que la vésicule biliaire était distendue par la bile et que cette distension n'était pas causée par la paralysie des voies biliaires, car l'intestin grêle renfermait une grande quantité de bile.

Il a cru pouvoir en conclure que la paralysie des nerfs vagues paraissait déterminer une suractivité de la sécrétion biliaire et il inclinait à penser qu'il y avait là une excitation de certaines fibres nerveuses jouant le rôle d'éléments nerveux sécréteurs.

Avant de terminer ce qui a trait à la sécrétion biliaire, signalons un phénomène assez curieux que nous avons observé plusieurs fois dans nos expériences d'irritation permanente des nerfs vagues par injection interstitielle. C'est la présence de la bile dans l'urine.

Chez un chien auquel nous avons injecté le 25 janvier 1888, un peu de poudre de lycopode en suspension dans l'eau dans les deux pneumogastriques non sectionnés la mort est survenue le 2 février et nous avons pu constater, dans les derniers jours, la présence des matières colorantes biliaires dans l'urine.

Chez un autre chien auquel nous avons injecté, le 13 décembre 1888, quelques gouttes d'une solution éthéro-alcoolique très étendue d'huile de croton dans le bout central du vague droit, après résection de ce nerf, nous avons observé pendant les huit jours qui ont suivi l'opéra-

(1) Leçons sur l'appareil vaso-moteur, 1875, t. I.

tion une coloration verte de l'urine qui donnait les réactions habituelles des matières colorantes de la bile.

Nous nous bornons à signaler ces faits sans chercher à en donner l'explication ; un certain nombre d'expériences doivent encore être faites avant d'arriver à la trouver.

C. — ACTION DU NERF VAGUE SUR LA PRESSION DANS LES VOIES BILIAIRES.

La pression prise dans les voies biliaires doit nous donner la mesure de la pression qui existe dans les capillaires de l'organe hépatique. L'étude des modifications subies par cette pression sous l'influence des nerfs pneumogastriques va permettre de compléter les données qui nous ont été fournies par nos expériences sur la sécrétion biliaire.

Pour mettre cette pression en évidence nous avons introduit dans le canal cholédoque, vers le foie, une canule munie d'un tube en caoutchouc. Ce tube a été mis en communication soit avec un tube de verre maintenu vertical, soit avec un manomètre à eau et il a été facile de lire sur une règle graduée les variations du niveau du liquide.

Dans nos expériences, pratiquées sur des chiens et des lapins, nous avons étudié les modifications éprouvées par la pression sous l'influence des excitations des vagues faites soit au cou, soit au cardia.

Expérience I.— Chien morphinisé. — Excitation du bout périphérique du vague droit au cou.— Modifications de la pression dans les voies biliaires.

Le 9 janvier, on injecte 0 gr. 10 cgr. de morphine à un chien de 12 kg. 300.

On met à nu le vague droit au cou, puis on le sectionne. On fait ensuite une incision sur la ligne blanche, on isole le canal cholédoque et on y introduit vers le foie une canule qu'on met en communication avec un manomètre à eau.

La pression normale est de 10 centimètres.

On excite avec un courant à 5 le bout périphérique du vague droit et après quelques instants on voit la pression baisser à 14 cm. 1 (1 centim. 0). Quand on cesse l'excitation le liquide remonte.

Sous l'influence d'une excitation du bout périphérique du vague droit nous voyons donc la pression intra-biliaire baisser sensiblement. En est-il toujours ainsi ?

Expérience II. — Chien curarisé. — Mesure de la pression dans les voies biliaires. — Section des nerfs pneumogastriques au cou. — Excitation des bouts périphériques et des bouts centraux.

Le 4 avril 1888 on injecte à un chien de 7 kg. 800 2 centigr. de curare et on pratique la respiration artificielle. On isole les deux nerfs vagues au cou, puis on ouvre l'abdomen, on met à découvert le canal cholédoque et le canal cystique ; on lie ce dernier pour éviter l'action que pourraient exercer sur la pression les contractions de la vésicule biliaire et on introduit dans le canal cholédoque une canule à laquelle on adapte un long tube de verre qui est tenu verticalement.

A 6 h. 15 on constate que le niveau de la bile dans le tube oscille entre 10 centim. et 10 cent. 5 ; c'est la mesure de la pression normale.

A 6 h. 20 on excite à 8 le vague droit non sectionné, la pression monte à 11 centimètres ; avec une excitation à 10, on a le même chiffre.

A 6 h. 25 on sectionne le vague droit et on excite son bout périphérique à 8 pendant une minute 1/2 ; la pression, qui était à 10, descend à 8,8, puis, après une excitation du bout central à 8, on la voit remonter à 10,5.

A 6 h. 30 on sectionne le vague gauche, la pression s'élève à 12 cm., puis redescend à 10 au bout de 2 minutes et s'y maintient.

A 6 h. 34 on excite le bout périphérique gauche, la pression varie peu, on excite le bout périphérique droit et on voit le niveau de la bile baisser à peine d'un millimètre.

A 6 h. 38, l'excitation du bout central gauche fait monter la pression à 12.

Ici encore nous observons, pendant l'excitation du bout périphérique des vagues, un abaissement de la pression, mais très léger. L'excitation du nerf dans la continuité ou de son bout central nous donne, au contraire, une élévation. Notons, en outre, une élévation passagère du niveau du liquide à la suite de la section des deux vagues. Cette élévation est en rapport avec celle qu'on observe dans le système circulatoire. Voyons maintenant ce qui passe chez le lapin.

Expérience III. — Lapin. — Action des excitations du nerf vague (bout central et bout périphérique) sur la pression dans les voies biliaires.

Le 10 octobre, on isole le pneumogastrique droit au cou chez un lapin et on le sectionne entre deux ligatures, puis, après avoir ouvert l'abdomen pour chercher le canal cholédoque, on introduit dans ce dernier vers le foie une canule munie d'un long tube en verre qu'on tient vertical. On attend que la hauteur du liquide reste constante, on note cette hauteur et on excite le bout périphérique du vague droit ; immédiatement on voit la pression s'élever un peu (1 centim.), mais très rapidement elle s'abaisse et revient à peu près à la normale ; au contraire, l'excitation du bout central du même nerf provoque une élévation de pression de 3 à 4 centimètres qui persiste pendant toute la durée de l'excitation.

On cherche alors si l'électrisation directe de l'estomac n'amènerait pas de modifications de la pression dans les voies biliaires. Pour cela on porte directement la pince excitatrice sur les parois de ce viscère ; celui-ci se contracte et très rapidement on voit la bile s'élever dans le tube et la pression se maintenir à 5 centimètres environ au-dessus de la normale ; on répète l'expérience et plusieurs fois on voit la pression augmenter de 5 à 6 centimètres.

La pression dans les voies biliaires paraît peu modifiée par l'électrisation du bout périphérique du nerf pneumogastrique ; au contraire, à la suite de l'excitation de son bout central on observe une augmentation notable et persistante.

Une augmentation de pression analogue et même un peu plus grande a été notée lorsque l'excitation électrique a porté directement sur les parois de l'estomac ; nous avons pensé que, dans ce dernier cas, l'effet était dû surtout à l'excitation des filets centripètes du pneumogastrique qui partent de ce viscère.

Pour vérifier cette hypothèse nous avons institué les expériences suivantes dans lesquelles la faradisation a porté non plus seulement sur l'estomac, mais sur les filets du nerf pneumogastrique au moment où ils arrivent à cet organe.

Notons, avant de terminer ce qui a trait aux excitations du bout périphérique du vague au cou, que nous avons toujours eu soin de mesurer la pression au moment seulement où l'on constatait la reprise des battements cardiaques.

Expérience IV. — Lapin. — Faradisation des pneumogastriques au niveau du cardia. Mesure de la pression dans les voies biliaires.

Le 10 octobre 1888, sur un lapin de 2 kg. 800, on ouvre l'abdomen, on introduit dans le canal cholédoque, vers le foie, une canule munie d'un long tube en verre, puis on isole les deux nerfs pneumogastriques au niveau du cardia.

On place dans une position verticale le tube adapté sur la canule et on attend que le niveau de la bile reste constant ; on excite alors simultanément les deux pneumogastriques et on voit le liquide monter de deux centimètres dans le tube manométrique ; on cesse l'excitation, la pression redescend à la normale ; on attend cinq minutes et on excite de nouveau les vagues au cardia ; cette fois la pression biliaire s'élève de 4 centimètres ; on cesse l'excitation au bout de 3 minutes et on voit la pression revenir à la normale.

Cette expérience, répétée encore deux fois, donne les mêmes résultats.

Chez le lapin, l'excitation des filets du pneumogastrique au niveau du cardia nous a donné un effet analogue à celui produit par la faradisation directe de l'estomac. L'élévation de pression constatée paraît donc due à une action centripète du vague ; mais, pour le démontrer d'une façon plus rigoureuse, il fallait exciter non pas le nerf dans sa continuité, mais son bout central après section. C'est ce que nous avons essayé de faire dans l'expérience suivante qui a été pratiquée sur un chien morphinisé. Nous avons choisi le chien parce qu'il était plus facile d'isoler chez cet animal le bout central du vague au-dessous du diaphragme.

Expérience V. — Chien morphinisé. — Faradisation du vague au niveau du cardia. — Action sur la pression dans les voies biliaires.

Le 14 janvier à un chien de 16 kilogr. on injecte 0 gr. 10 cg. de chlorhydrate de morphine. On attend la narcose, puis on ouvre l'abdomen, on isole le canal cholédoque qu'on sépare de la vésicule biliaire par la ligature du canal cystique et on met en communication le canal cholédoque avec un manomètre à eau.

La pression normale dans le manomètre est égale à 15 centimètres d'eau.

On isole alors le pneumogastrique gauche au niveau du cardia ; on l'excite avec un courant à 6 dans la continuité et on voit la pression monter de cinq millimètres.

On sectionne le nerf et on excite le bout périphérique avec un courant à 6 : la pression s'abaisse et descend à 14 centimètres.

On cesse l'excitation et l'on voit la pression redevenir normale. On excite le bout central du même nerf et l'on constate une élévation de 6 millimètres (15,6) dans le niveau du liquide du manomètre.

L'excitation du bout central du nerf pneumogastrique faite au-dessous du diaphragme a donc eu pour effet de faire monter légèrement la pression dans les voies biliaires et nous avons la démonstration que cette action exercée par le vague se fait par voie centripète.

Cette expérience nous a permis en outre de constater un abaissement assez net de la pression à la suite de la faradisation du bout périphérique du vague pris au cardia. Il semblerait donc que ce nerf exerce aussi une action par voie centrifuge.

Dans l'expérience suivante, faite sur un lapin non morphinisé, nous avons fait des recherches analogues.

Expérience VI. — Lapin. — Faradisation des vagues au niveau du cardia. — Action sur la pression dans les voies biliaires.

Le 19 janvier, on introduit dans le canal cholédoque d'un lapin de 3 kilogr., une canule qu'on fait communiquer avec un manomètre à eau.

La hauteur du liquide manométrique est de 19 centim.

A 4 h. 55 on excite le vague droit non sectionné au niveau du cardia avec un courant à 5 ; lentement la pression s'élève et à 4 h. 58 elle est à 20 cm. 1 (1 cm. 1). A ce moment on cesse l'excitation et la pression ne tarde pas à revenir à la normale.

On isole alors le vague gauche, on le sectionne et on excite son bout périphérique ; la pression s'abaisse, mais de quelques millimètres seulement.

A 5 h. 25 on sectionne le vague droit et on excite son bout périphérique avec un courant à 4.

A 5 h. 27, on cesse l'excitation et on voit que la pression a baissé avec lenteur d'un demi-centimètre (18,5).

Dans ce cas nous avons encore obtenu une élévation de la pression après l'excitation du vague, dans la continuité, et un abaissement après la faradisation des bouts périphériques.

En résumé, le nerf pneumogastrique paraît exercer sur la pression dans les capillaires hépatiques une action assez analogue à celle que nous avons constatée quand nous avons étudié la sécrétion biliaire. L'excitation des filets centripètes du nerf pris au cou ou au-dessous du diaphragme a pour conséquence une augmentation constante de la pression. Au contraire, la faradisation de filets centrifuges détermine dans la plupart des cas un abaissement assez net de cette pression ou au moins une tendance à l'abaissement. Ces phénomènes sont tout à fait en rapport avec ceux de diminution ou d'augmentation de la sécrétion de la bile, suivant qu'on excite le bout périphérique ou le bout central du nerf vague.

Nous croyons que ces effets sont dus à une action vaso-motrice exercée sur le foie par voie centripète dans les cas d'excitation du bout central (et il serait facile de montrer l'arc réflexe suivi) et par voie centrifuge directe ou indirecte, lorsque c'est le bout périphérique qu'on irrite. Nous allons discuter cette dernière hypothèse dans le paragraphe suivant.

D. — ACTION VASO-MOTRICE DU NERF VAGUE SUR LE FOIE.

Par analogie avec ce qui se passe dans les autres organes abdominaux nous pensons que le nerf vague a une action vaso-constrictive sur le foie. Nous avons essayé de mettre cette action en évidence dans nos expériences sur la sécrétion biliaire et sur la pression dans les voies biliaires. Nous avons vu que l'excitation du bout périphérique de ce nerf ralentissait légèrement la sécrétion de la bile et avait le plus souvent pour conséquence une tendance à l'abaissement de la pression intra-biliaire. A ne considérer que ces résultats bruts on pourrait déjà se croire autorisé à conclure en faveur d'une action vaso-constrictive du vague sur l'organe hépatique.

Mais, lorsque nous avons serré la question de plus près, nous avons vu bientôt qu'une pareille conclusion serait prématurée. En effet, la circulation porte dans le foie est, à notre avis, une cause de complication qui ne permet pas de mettre bien en évidence les phénomènes de vaso-motricité qui se passent dans cet organe. Si, comme nous l'avons fait souvent, on lie l'artère hépatique, on est surpris de constater que la pression intra-biliaire ne subit pas de modifications; c'est que le sang apporté par la veine-porte vient facilement compenser la perte produite par la suppression de la circulation artérielle.

Comment se fait-il donc que nous ayons observé et une diminution dans la sécrétion de la bile et une tendance à l'abaissement de la pression intra-biliaire lorsque nous avons faradisé le nerf vague ? Nous croyons qu'on peut assez facilement trouver l'explication de ces phénomènes si l'on veut bien songer que l'électrisation du nerf vague a pour effet de provoquer une vaso-constriction dans l'estomac et l'intestin. Cette vaso-constriction diminue la quantité de sang qui arrive à la veine-porte ; il pénètre par suite une moins grande quantité de sang dans le foie et on doit obtenir une diminution de la pression dans l'organe hépatique.

En résumé, nous pensons qu'en dehors de l'action directe exercée sur le foie par le pneumogastrique, action que nous croyons exister, mais qui reste à démontrer, ce nerf exerce une action indirecte très nette sur la glande hépatique par l'intermédiaire de la circulation-porte influencée elle-même par les phénomènes de vaso-constriction qui se passent dans l'intestin.

E. — ACTION TROPHIQUE DU NERF VAGUE SUR LE FOIE

Dans de nombreuses expériences faites sur des chiens ou des lapins nous avons toujours constaté à l'autopsie des animaux morts à la suite de névrites expérimentales du nerf pneumogastrique, pratiquées avec notre méthode, des troubles trophiques du côté du foie.

Ces altérations anatomiques qui sont sensiblement les mêmes quand on lèse le nerf dans la continuité ou seulement dans son bout périphérique sont caractérisées histologiquement par de la congestion artérielle, de la dilatation des capillaires, et un aplatissement des cellules qui est irrégulièrement distribué ; les cellules sont souvent un peu granuleuses et les espaces portes sont arrondis. L'altération peut aller jusqu'à la formation des lacs sanguins.

§ V. — ACTION DU NERF VAGUE SUR LE PANCRÉAS.

On sait que la sécrétion du suc pancréatique se fait surtout lorsque les aliments pénètrent dans l'estomac. Cette activité de la sécrétion pancréatique, lorsque l'estomac se contracte énergiquement, doit faire songer à une action réflexe dont le point de départ serait dans l'estomac au niveau des nerfs sensitifs siégeant dans la muqueuse de cet organe. Cette supposition mériterait d'être vérifiée et il y a là d'intéressantes expériences à faire.

Quant au rôle joué par le pneumogastrique vis-à-vis du pancréas, nos connaissances à ce sujet sont à l'heure actuelle extrêmement limitées.

Bernstein (1) a cru voir que l'excitation du bout central du pneumogastrique arrêterait la sécrétion pancréatique.

Weinmann et *Cl. Bernard* ont, de leur côté, observé l'arrêt de la sécrétion pancréatique pendant les contractions de l'estomac provoquées par les vomissements.

Le résultat positif d'arrêt obtenu par Bernstein en excitant les fibres centripètes du vague expliquerait les faits constatés par ces deux physiologistes.

Mais, comme croit l'avoir montré *Pawlow* (2), toute excitation d'un nerf sensitif arrêterait aussi la sécrétion du suc pancréatique de telle sorte que la f[illegible]isation du vague produirait un effet analogue à [illegible]e tout nerf sensible.

(1) Zur Physiol. des Bauchspeichelabsonderung. Arbeiten aus der physiol. Anstalt zu Leipzig, 1869.

(2) Folgen Unterbildung der Pankreasgouges bei Kanischen (*Arch. de Pfluger*, t. XVI).

Il convient donc d'attendre avant de se prononcer sur l'action centripète directe du vague sur le pancréas.

Quant à une action centrifuge exercée par le pneumogastrique sur cet organe, on pense qu'elle n'existe pas ; en effet, ni la section du vague, ni l'excitation de son bout périphérique n'amèneraient de modifications dans la sécrétion du suc pancréatique.

Nous pensons que cette étude aurait besoin d'être reprise et nous basons notre opinion sur l'expérience suivante d'irritation chronique du bout périphérique du vague droit, suivant notre méthode, et dans laquelle nous avons pu constater des lésions du pancréas.

Expérience. — Chien de chasse. — Résection du pneumogastrique droit au cou et injection de poudre de lycopode dans le bout périphérique.

L'opération est faite le 10 décembre. A sa suite l'animal accuse des troubles variés, sur lesquels nous n'avons pas à insister ici, et il succombe le 17 mai dans l'après-midi, en présentant un amaigrissement considérable.

L'autopsie faite immédiatement nous montre l'existence de points hémorragiques à la surface et dans l'épaisseur du pancréas.

A l'examen histologique de la glande, nous trouvons un peu de congestion ; le tissu conjonctif qui enveloppe les acini est un peu plus marqué qu'à l'état normal ; de plus les cellules épithéliales sont légèrement granuleuses et peu transparentes.

Nous ne pouvons évidemment pas conclure que ces altérations anatomiques sont sous la dépendance directe de la névrite expérimentale du vague ; c'est peut-être à la suite de lésions d'autres organes qu'elles se sont produites.

Quoi qu'il en soit, le fait existe, et il importe de faire de nouvelles recherches avant de se prononcer sur l'action négative du vague sur le pancréas.

---

§ VI. — ACTION DU PNEUMOGASTRIQUE SUR LA RATE

Il résulte des recherches expérimentales de *Bochefontaine* (1) que la rate se contracte sous l'influence des excitations du bout central du nerf vague et du laryngé supérieur ; on la voit encore se contracter presqu'aussitôt après l'ingestion stomacale d'acide acétique et, dans ce cas, l'action réflexe qui provoque ce phénomène part des terminaisons du pneumogastrique et passe par le bulbe et le grand splanchnique. D'ailleurs, l'excitation d'un nerf sensitif quelconque (schiatique, médian), produit le même résultat.

Tarchanoff (2) et *Bulgak* (3), chacun de leur côté, ont également observé des contractions de la rate à la suite de la faradisation du bout central du vague. Ces contractions ne se produisaient plus lorsque les splanchniques étaient coupés.

Ces mêmes auteurs ont vu, de plus, que l'excitation du bout périphérique du pneumogastrique n'avait pas d'action sur la rate.

Cependant *Oehl* (4), qui a fait des expériences sur des chiens, des chats et des lapins, a observé que, pendant l'excitation du bout périphérique du vague, la rate diminuait de volume, elle devenait comme chagrinée et les cloisons musculaires de l'organe se contractaient.

De nouvelles expériences étaient nécessaires, nous en avons fait quelques-unes que nous allons résumer rapidement.

(1) *Archives de physiologie normale et path.*, 1873.
(2) *Archives de Pflüger*, 1873, t. VIII, p. 97.
(3) *Arch. f. path. anat.*, 1877.
(4) *Zur physiologie der Milz* (Schmidt's Jahrb., 1869).

Nous avons d'abord étudié l'action de la section des deux vagues sur la rate, mais nous n'avons examiné l'organe qu'au moment de la mort.

Chez un chien, qui mourut cinq jours après la section des deux vagues au cou, nous avons trouvé la rate congestionnée.

Chez un autre, auquel nous avions fait la section des pneumogastriques au-dessous du diaphragme au niveau du cardia et qui succomba sept jours après, nous avons observé, à l'autopsie, des îlots rouges à la surface de la rate.

A la suite de la section des deux vagues pratiquée soit au cou, soit au-dessous du cœur nous avons donc observé une congestion de l'organe splénique au moment de la mort. Mais cette congestion a-t-elle été causée directement par la paralysie des vagues ? Nous ne pourrions, pour le moment, l'affirmer.

Dans d'autres expériences d'irritation chronique du bout périphérique du vague par injection interstitielle de poudre inerte, dans l'épaisseur du nerf, nous avons observé des résultats tout différents.

Chez un premier chien auquel nous avons injecté, le 8 novembre 1887, de la poudre de lycopode dans le bout périphérique du vague droit après section, nous avons constaté, au moment de la mort, survenue le 20 avril 1888, que la rate était petite, dure, comme sclérosée.

Chez un second chien, opéré de la même manière le 16 septembre 1888 et mort le 4 novembre, la rate était également sclérosée.

Ces lésions sont intéressantes, surtout au point de vue de la pathologie expérimentale, elles nous indiquent que le vague a une action directe ou indirecte sur la rate, mais elles ne nous expliquent rien au delà.

Pour voir si réellement le pneumogastrique exerce une action sur l'organe splénique par ses filets centrifuges nous avons fait les expériences suivantes :

e 9 janvier, sur un chien morphinisé, on sectionne le vague droit au cou, puis, par une large incision faite sur la ligne blanche, on ouvre l'abdomen et on met la rate à découvert.

On fait alors une petite incision sur l'organe et on voit le sang s'écouler d'une façon assez régulière.

On excite le vague droit au cou, la rate durcit, parait se contracter et on voit l'écoulement du sang s'arrêter. On cesse l'excitation, la rate devient plus molle, elle parait se dilater et le sang reprend son cours.

Chez un autre chien auquel nous avons excité les bouts périphériques des vagues dans le thorax au-dessous du cœur, nous avons également observé, sous l'influence des excitations, une diminution du volume de la rate qui devenait dure et exsangue.

Ces dernières expériences plaident en faveur d'une action directe motrice et vaso-constrictive s'exerçant sur la rate par l'intermédiaire des filets centrifuges des pneumogastriques.

Mais nos expériences sont encore trop peu variées pour que nous puissions poser, dès à présent, des conclusions fermes.

Nous croyons cependant que le pneumogastrique exerce sur la rate une action analogue à celle qui existe pour les autres viscères abdominaux.

VII. — ACTION DU PNEUMOGASTRIQUE SUR LE REIN.

L'action des nerfs pneumogastriques sur les reins et sur la sécrétion urinaire a été, jusqu'à ces derniers temps, considérée comme douteuse, sinon comme nulle, par la plupart des physiologistes.

Cl. Bernard (1) a fait une expérience dans laquelle il a montré l'influence que peut exercer le cœur sur la sécrétion urinaire en augmentant ou en diminuant la pression sanguine. Pour cela, il a coupé les deux pneumogastriques au cou et excité les bouts périphériques chez un chien ; avant l'opération, la pression était de 13F millim., et la quantité d'urine rendue de 10 gr. 66 en une minute. Pendant l'excitation, la pression tomba à 100 millim. et la quantité d'urine rendue ne fut plus que de 2 gr. 36.

Mais cette diminution est uniquement causée par l'abaissement de la pression sanguine et il ne peut être question de l'attribuer à une action directe du vague sur le rein.

Dans des expériences faites dans d'autres conditions, Bernard a observé que, chez le chien, ni la sécrétion urinaire, ni la circulation rénale n'étaient modifiées par la faradisation des nerfs vagues ; chez le lapin, au contraire, il a noté qu'après la section du grand splanchnique l'excitation du bout périphérique du pneumogastrique au cardia provoquait un gonflement de la veine rénale qui devenait plus rouge en même temps que l'uretère était distendue par l'urine.

Vulpian (2) a recherché, de son côté, si l'électrisation

(1) Leçons sur les propriétés physiologiques et les altérations pathologiques des liquides de l'organisme, t. II.

(2) Leçons sur l'appareil vaso-moteur, t. I. 1875.

des pneumogastriques ne modifierait pas la sécrétion urinaire et, chez un chien curarisé, il n'a observé aucune modification de l'écoulement de l'urine, ni aucun changement de coloration du rein à la suite de la faradisation des nerfs vagues. (L'électrisation du bout central d'un nerf sciatique n'a amené non plus aucune modification de la sécrétion urinaire.)

Le même physiologiste a répété l'expérience de Bernard sur le lapin et n'a vu se produire aucun changement ni dans le volume, ni dans la coloration du rein, ni dans le calibre de la veine rénale, ni dans la teinte du sang qu'elle contenait à la suite de l'excitation électrique du nerf vague au-dessous du diaphragme. Pour lui, les nerfs pneumogastriques ne paraissent contenir chez les animaux sur lesquels il a expérimenté ni fibres vaso-motrices agissant sur la circulation rénale, ni fibres excito-sécrétoires agissant sur le travail physiologique des éléments sécréteurs du rein.

Eckhard (1), non plus, n'a pu constater aucune action du pneumogastrique sur la sécrétion urinaire.

La question paraissait à peu près tranchée par les recherches de ces savants et nous n'aurions pas cherché à pousser plus loin cette étude si, dans une expérience faite dans un autre ordre d'idées, nous n'avions été surpris d'une action manifeste exercée par une névrite expérimentale du pneumogastrique sur la sécrétion rénale. L'albuminurie et la polyurie observées à la suite de cette lésion nerveuse nous firent penser que le nerf vague pourrait bien jouer un rôle dans la physiologie du rein et nous croyons être arrivés à le démontrer à l'aide d'expériences nombreuses et variées.

(1) *Beitrage zur Anatomie und Physiologie*, 1873.

A. — ACTION DU VAGUE SUR LA SÉCRÉTION URINAIRE.

Pour étudier la sécrétion urinaire et ses modifications, sous l'influence des excitations des pneumogastriques, nous avons opéré sur des chiens curarisés ou sur des lapins non intoxiqués. On sait que ces derniers animaux réagissent fort peu, même pendant des traumatismes considérables. Nous avons renoncé à employer le chloral parce que cette substance, à forte dose, paralyse les fibres vaso-constrictives.

Sur nos chiens immobilisés par le curare nous avons excité successivement avec des courants induits graduellement croissants tantôt le pneumogastrique entier, tantôt son bout périphérique après section. Pour mesurer la quantité d'urine excrétée par le rein nous avons introduit dans l'uretère une canule à laquelle nous avons adapté un long tube de verre à diamètre très petit et sur ce tube nous avons lu, à l'aide d'un décimètre, les longueurs parcourues par l'urine pendant un temps donné.

Expérience I. — Chien curarisé. — Excitation du bout périphérique du pneumogastrique droit. — Mesure de la sécrétion urinaire.

Le 5 décembre 1887 on injecte sous la peau, à un chien vigoureux, 0,03 gr. de curare, puis, quand l'immobilité est obtenue, on pratique la respiration artificielle.

On ouvre alors l'abdomen à la partie inférieure, on isole l'úretère droit et on y introduit une canule munie d'un long tube à très petit diamètre. On voit qu'à l'état normal l'urine parcourt en cinq minutes une longueur du tube égale à 4 centimètres environ.

On isole le vague droit au cou et on excite ce nerf dans la continuité avec un courant faible (15), l'urine ne parcourt plus que 2 cm. 8 dans le même temps ; avec un courant un peu plus fort (distance des bobines : 8) il y a encore une diminution et la longueur n'est plus que de 1cm. 4.

On sectionne alors le pneumogastrique et on faradise son bout périphérique :

Avec un courant faible (10), on obtient le chiffre normal: 4 centim. ; avec un courant à 6 on n'a plus que 3 centim. en 5 minutes et, si l'on excite avec le courant au maximum, on observe un arrêt presqu'absolu de la sécrétion urinaire (0 cm. 9 millim.)

On cesse l'excitation et la lecture de la longueur parcourue par l'urine dans le tube donne 3 cm. 7, 3 cm. 8 en cinq minutes. On excite de nouveau au maximum et on a 0 cm. 8; on cesse la faradisation et on obtient 3 cm. 8, chiffre à peu près normal.

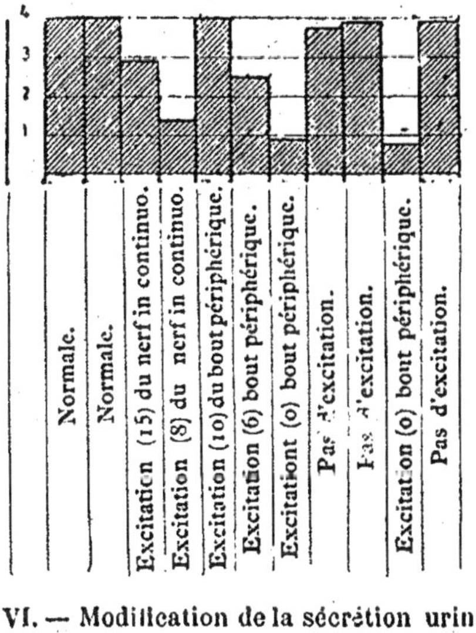

Exp. 1.— Fig. VI. — Modification de la sécrétion urinaire sous l'influence de la faradisation du vague dans sa continuité et de son bout périphérique.

Notre expérience a duré deux heures; au bout de ce temps nous avons sacrifié l'animal. Les reins examinés macroscopiquement présentaient un pointillé rouge de la substance corticale. L'urine émise pendant l'expérience était trouble, légèrement albumineuse et contenait des globules sanguins et quelques cellules épithéliales du rein.

Il va sans dire que toutes nos mesures de la sécrétion urinaire ont été prises, non pas au moment même où nous commencions la faradisation, mais seulement lorsque nous constations la reprise des battements du cœur.

Cette expérience nous montre nettement que l'excitation faradique du nerf vague droit dans la continuité ou de son bout périphérique après section détermine, lorsque le courant est suffisamment intense, une diminution considérable et presqu'un arrêt de la sécrétion urinaire.

Nous allons voir des effets analogues dans l'expérience suivante.

Expérience II. — Chien curarisé : Excitation du pneumogastrique droit au cou. Modifications de la sécrétion rénale.

Le 9 décembre 1887, chez un chien curarisé, soumis à la respiration artificielle et dont le pneumogastrique droit est mis à découvert on introduit dans l'uretère droit une canule munie d'un long tube.

La quantité d'urine qui parcourt le tube en cinq minutes est, à l'état normal, de 4 cm. 5, de 5 cm. Pendant l'excitation à 10 du vague dans la continuité on n'a plus que 0 cm. 4 mm.; avec un courant faible (13) on a 3 cm., avec un courant très faible (18), 4 cm., toujours en cinq minutes.

On sectionne alors le pneumogastrique droit au cou et, après quelques instants, on mesure l'écoulement normal de l'urine : on trouve en cinq minutes 4 cm. 4. L'excitation du bout périphérique avec un courant assez fort (5) donne 0 cm. 9 millim ; avec un courant très faible (25) on a le chiffre normal (4 cent).; mais avec un courant au maximum la sécrétion rénale est arrêtée et on ne note qu'une longueur de 0,2 mm. parcourue par l'urine en cinq minutes.

La mesure faite de l'état normal après un certain temps donne en cinq minutes 4 cm. 4.

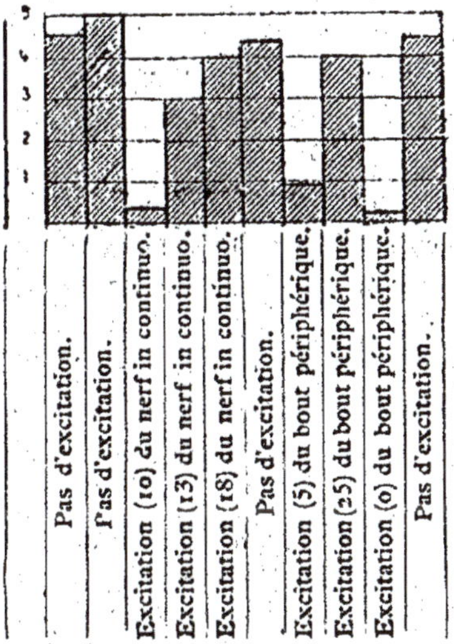

5
4
3
2
1
Pas d'excitation.
Pas d'excitation.
Excitation (10) du nerf in continuo.
Excitation (13) du nerf in continuo.
Excitation (18) du nerf in continuo.
Pas d'excitation.
Excitation (5) du bout périphérique.
Excitation (25) du bout périphérique.
Excitation (0) du bout périphérique.
Pas d'excitation.

Exp. 2. Fig. VII. — Influence de la faradisation du vague droit *in continuo* et de son bout périphérique sur la sécrétion urinaire.

On voit qu'avec un courant faible l'excitation du vague ne provoque pas de modifications dans l'excrétion de l'urine, tandis qu'avec un courant fort la faradisation du pneumogastrique dans la continuité ou de son bout périphérique après section produit un arrêt presque complet de la sécrétion urinaire.

Ces deux expériences ayant été faites sur des chiens chez lesquels le vague et le sympathique sont réunis au cou, et ce dernier nerf pouvant intervenir, nous avons opéré sur le lapin chez lequel ces deux nerfs sont séparés de façon à éliminer cette cause d'erreur.

Expérience III. — Lapin. — Faradisation des pneumogastriques au cou. Modification de la sécrétion rénale.

Le 11 janvier 1888, sur un lapin auquel on a isolé les deux vagues au cou, on introduit dans l'uretère droit une canule munie d'un long tube à diamètre presque capillaire.

La longueur du tube parcourue par l'urine en 2 minutes 1/2 est, à l'état normal, de 7 cm. On excite le pneumogastrique droit intact et on obtient en 2 min. 1/2 3 cm. d'urine ; l'excitation du vague gauche donne le même chiffre.

On sectionne alors les deux vagues et on laisse reposer l'animal pendant 20 minutes. Au bout de ce temps on a comme normale 6 cm. en 2 min. 1/2.

En excitant le bout périphérique du vague gauche à 8, on a un arrêt de la sécrétion urinaire ; on obtient le même résultat par la faradisation du bout périphérique du pneumogastrique droit.

On ouvre l'abdomen pour examiner l'état des reins et on les trouve très anémiés à la suite de cette excitation.

On attend 7 minutes et on examine le rein gauche pendant qu'on excite le bout périphérique du vague droit. Ce rein qui, avant l'excitation, était rouge et gonflé, pâlit et paraît se contracter un peu ; la veine rénale, qui était noire et gonflée, diminue de volume et sa coloration paraît plus rosée.

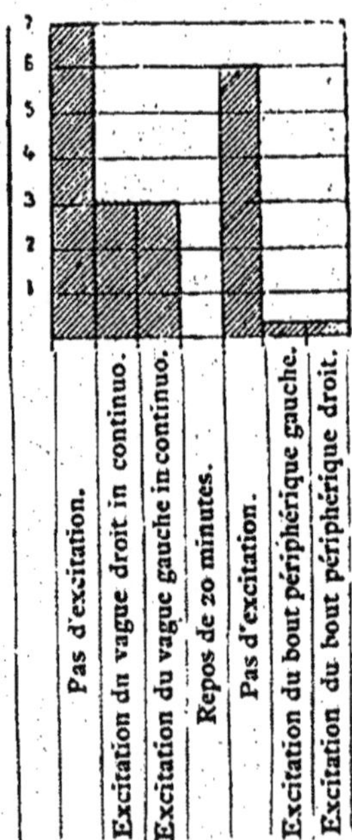

Exp. 3. Fig. VIII. — Faradisation des vagues chez le lapin.— Action sur la sécrétion urinaire.

Nous avons donc observé chez le lapin, comme chez le chien, un arrêt de la sécrétion urinaire pendant la faradisation de l'un ou de l'autre des bouts périphériques des vagues.

Toutes nos mesures, avons-nous dit, ont été prises lorsque les battements du cœur étaient revenus ; il peut néanmoins se faire que les effets observés soient produits par une action du vague sur le cœur.

Pour résoudre ce problème et voir si réellement le pneumogastrique agit directement sur le rein, nous avons institué les expériences suivantes dans lesquelles le vague a été excité au-dessous du cœur.

Expérience IV. — Chien curarisé. — Faradisation du pneumogastrique droit au-dessous du cœur. — Mesure de la sécrétion rénale.

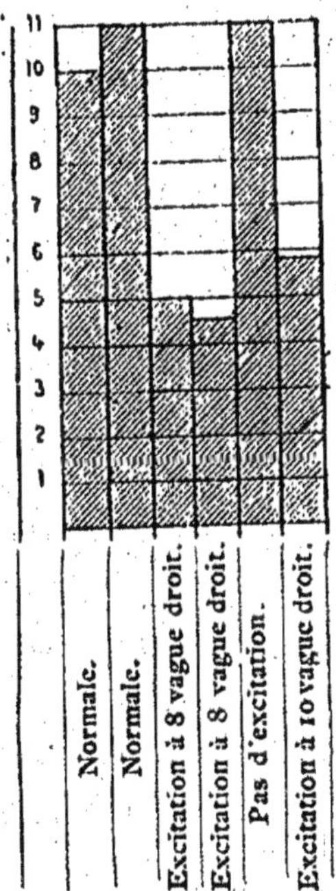

Exp. 4. Fig. IX. — Influence des excitations du vague droit au-dessous du cœur sur la sécrétion rénale.

Le 19 janvier, chez un chien curarisé soumis à la respiration artificielle, on introduit dans la vessie une sonde à laquelle on adapte un long tube de verre.

Puis, par une ouverture faite dans un des derniers espaces intercostaux du côté droit, on va avec le doigt isoler le vague droit et on le prend dans une pince excitatrice.

On laisse reposer l'animal, puis on note la quantité d'urine qui s'écoule en 2 min. 1/2 ; on a 10 cm., 11 cm.

On excite le vague à 8 et on a, comme quantité d'urine écoulée, 5 cm., 4 cm. 5 en 2 m. 1/2. Sans excitation on a 11 cm.

Avec une nouvelle faradisation à 10, on obtient 5 cm. 8.

L'urine recueillie pendant les excitations est sanguinolente.

Expérience V. — Chienne curarisée. — Faradisation du pneumogastrique droit au-dessous du cœur. Action sur la sécrétion urinaire.

Le 18 janvier on injecte à une chienne 0 gr. 03 cgr. de curare et, quand l'immobilité est obtenue, on pratique la respiration artificielle.

On fait une incision de 4 centim. environ au niveau de l'avant-dernier espace intercostal droit, puis, avec le doigt introduit dans la cavité thoracique, on isole le pneumogastrique droit et on le prend dans une pince excitatrice spéciale.

On laisse reposer l'animal pendant dix minutes, on introduit une canule munie d'un tube de verre dans chacun des uretères et on mesure la quantité d'urine qui parcourt le tube en 4 minutes; on a à gauche 8 cm. 5, à droite 8 cm.

On excite alors le vague droit pendant 4 minutes à 8 ; on a à gauche 10 cm. 8, à droite 0. On cesse l'excitation et on note, pendant le même temps, à gauche 7 cm. 4, à droite 11 cm. On excite à 5 : on a à gauche 8 cm., à droite 0 cm 5. On arrache alors le pneumogastrique et on note, à droite comme à gauche, 7 cm. 5 en 4 minutes.

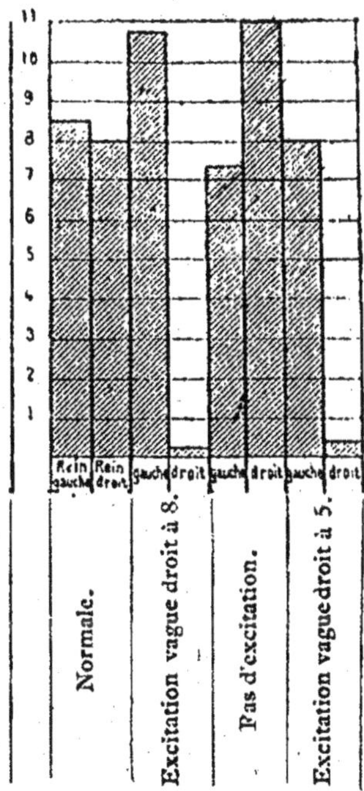

Exp. 5. Fig. X. — Action sur la sécrétion rénale de la faradisation du vague droit pris au-dessous du cœur.

Dans cette expérience, comme dans la précédente, il est facile de voir que l'excitation des vagues à la partie inférieure du thorax a donné des résultats absolument identiques à ceux que nous avions observés pendant la faradisation des mêmes nerfs au cou. Dans un cas comme dans l'autre, nous avons obtenu la diminution ou l'arrêt de la sécrétion urinaire sous l'influence de l'excitation électrique forte des vagues dans la continuité ou de leur bout périphérique.

Nous nous croyons donc en droit d'admettre que le pneumogastrique exerce par ses rameaux périphériques une action évidente et directe sur l'excrétion de l'urine par les reins.

Il s'agit maintenant d'essayer d'expliquer cette action ; il nous faut en chercher le mécanisme. Logiquement on doit songer à une modification apportée à la circulation rénale, et, puisque l'action du cœur est éliminée, c'est à une action directe sur les vaisseaux du rein qu'il faut songer. Pour voir si cette action existe réellement et pour essayer de la mettre en évidence, nous avons entrepris trois ordres de recherches : dans le premier, nous avons étudié les modifications apportées à l'écoulement du sang par la veine rénale ; dans le second, nous avons étudié l'état de la pression dans l'intérieur du rein en nous servant comme mesure de la hauteur à laquelle s'élève l'urine dans un tube en communication avec l'uretère et qu'on maintient vertical ; enfin, dans le troisième, nous avons recherché les rapports qui existaient entre la pression artérielle générale et l'activité de la sécrétion urinaire ; nous avons pu suivre ainsi les modifications apportées à l'un et à l'autre de ces éléments physiologiques par la faradisation des nerfs vagues.

B. — INFLUENCE DE LA FARADISATION DU PNEUMOGASTRIQUE SUR L'ÉCOULEMENT DU SANG PAR LA VEINE RÉNALE.

Pour mesurer l'écoulement du sang par la veine rénale nous avons introduit une canule dans le vaisseau et compté les gouttes de sang qui s'en écoulaient en une minute. Cette petite opération est assez difficile et on ne la réussit pas toujours, surtout chez le lapin.

Expérience VI. — Lapin. — Faradisation du bout périphérique du pneumogastrique droit. — Action sur l'écoulement du sang par la veine rénale.

Le 20 avril 1888, on prend un lapin de 2 kg. 800, on sectionne son pneumogastrique droit au cou et on lui introduit dans la veine rénale, vers le rein, une petite canule analogue à celles qu'on emploie pour le cathétérisme des canaux des glandes salivaires.

La quantité de sang qui s'écoule en une minute par cette veine est de 9 gouttes.

On excite le bout périphérique du vague droit pendant une minute avec un courant à 5 ; pendant les 15 premières secondes on voit s'écouler trois gouttes de sang par la canule et pendant le reste du temps le cours du sang est arrêté.

On cesse l'excitation, et, en une minute, on voit la canule laisser échapper 8 gouttes de sang.

Nous avons répété cette expérience sur d'autres lapins et sur des chiens et constamment nous avons obtenu les mêmes résultats, c'est-à-dire l'arrêt presque complet du cours du sang dans la veine rénale pendant l'excitation faradique suffisamment intense du bout périphérique du nerf pneumogastrique.

Cet arrêt du cours du sang ne peut guère s'expliquer que par une constriction de l'artère rénale et nous sommes déjà conduits à admettre que le vague agit sur la sécrétion urinaire en exerçant une action vaso-constrictive sur les vaisseaux du rein.

C. — MESURE DE LA PRESSION DE L'URINE DANS LES URETÈRES. — MODIFICATIONS A LA SUITE DES EXCITATIONS DU VAGUE.

Cette action vaso-constrictive va encore être mise en évidence par l'expérience suivante dans laquelle nous avons étudié l'état de la pression dans l'intérieur du rein pendant la faradisation des nerfs vagues pris au-dessous du cœur.

Expérience VII. — Vieux chien curarisé. — Excitation des pneumogastriques au-dessous du cœur dans le thorax. — Action sur la pression dans les uretères.

Le 17 février 1888, chez un chien curarisé soumis à la respiration artificielle, on met à nu les uretères au-dessus

8

de la vessie et on introduit dans l'un d'eux une canule munie d'un long tube de verre qu'on maintient verticalement.

A l'état normal on voit que la hauteur du liquide dans le tube reste entre 16 et 17 centimètres.

On ouvre le thorax par le sternum sur la ligne médiane, on isole les deux pneumogastriques au-dessous du cœur, on les sectionne et, quand la pression de l'urine est revenue à l'état normal, on excite le bout périphérique droit. Assez rapidement on voit la pression baisser et atteindre 14 centim. 5.

L'abaissement de la pression intra-rénale est évident ; l'expérience suivante va nous montrer un phénomène analogue.

Expérience VIII. — Chien curarisé. — Excitation des bouts périphériques des deux vagues. — Mesure de la pression dans les uretères.

Le 16 avril 1888, on injecte à un chien 0,02 cg. de curare et on pratique la respiration artificielle. On met à nu les deux pneumogastriques au cou et on introduit dans l'uretère droit tout près du rein une canule munie d'un tube de verre tenu vertical.

Le niveau de l'urine dans le tube oscille entre 19 et 20 centimètres.

On sectionne les deux pneumogastriques, la pression monte à 26, 26,5 et s'y maintient ; on excite le bout périphérique du vague droit à 5 ; au début, pendant la première demi-minute, la pression s'élève à 27 centim. 5, puis on la voit descendre et après 4 minutes elle est à 18.

On cesse l'excitation ; la pression remonte à 20.

Au bout de 10 minutes on faradise le bout périphérique du vague gauche avec un courant à 5. Après deux minutes la pression est descendue à 17 centim.

On cesse l'excitation et on excite le bout périphérique du vague droit, la pression qui était à 19 cm. monte à 22 cm.

L'excitation est alors appliquée sur le premier rameau cardiaque après que la pression est revenue à la normale (19 cm.) ; le cœur s'arrête immédiatement et on voit la pression s'élever à 20 cm. 5. Quand on n'excite plus et que le cœur reprend, la pression redescend à 18,5.

La faradisation du rameau pulmonaire externe droit est ensuite pratiquée et nous voyons la pression monter jusqu'à 28 centim.

Tous ces résultats extrêmement intéressants nous montrent d'une part que les filets centripètes du pneumogastrique et principalement les rameaux pulmonaires agissent sur le rein en augmentant la pression dans l'intérieur de l'organe peut-être par vaso-dilatation et d'autre part que les filets centrifuges du même nerf ont une action directe sur l'organe excréteur de l'urine, qu'ils y diminuent la pression dans les voies urinaires et que cette action est due presque certainement à une vaso-constriction des vaisseaux rénaux.

Pour compléter la démonstration du rôle vaso-moteur constrictif du vague sur le rein, nous allons maintenant étudier simultanément et comparativement les modifications éprouvées par la pression sanguine générale et par la sécrétion urinaire quand on irrite le bout périphérique du vague.

D. — ACTION COMPARATIVE DU VAGUE SUR LA SÉCRÉTION URINAIRE ET SUR LA PRESSION ARTÉRIELLE.

Dans nos expériences, dont nous donnons la suivante comme type, la pression artérielle a été prise dans la carotide et la marche de la sécrétion urinaire a été mesurée à l'aide de notre procédé habituel.

Expérience IX. — Chien curarisé. — Étude comparative des modifications de la sécrétion urinaire et de la pression artérielle sous l'influence de l'excitation faradique du bout périphérique du vague droit.

Le 25 janvier 1888 on fait une injection sous-cutanée de 0 gr. 02 de curare à un chien de moyenne taille et, quand la respiration commence à être influencée, on pratique la respiration artificielle.

On isole le pneumogastrique droit au cou, on introduit une canule dans l'artère carotide pour pouvoir prendre la mesure de la pression artérielle, puis, par une incision faite à la partie inférieure de l'abdomen, on va chercher l'uretère droit et on y fait pénétrer une canule munie d'un long tube de verre.

L'urine, qui parcourt le tube en cinq minutes, donne 16 centimètres à l'état normal : à ce moment la pression artérielle est de 180 millimètres.

On excite le pneumogastrique droit avec un courant à 10 pendant 5 minutes ; la pression sanguine s'élève à 230 millimètres et l'urine écoulée n'est plus que de 5 centimètres.

On cesse l'excitation et on note 17 centim., comme longueur parcourue par l'urine dans les tubes. La pression artérielle est de 180 millim.

On sectionne alors le vague droit et on attend que la pression soit à 180 millim., puis on excite son bout périphérique avec un courant à 5 pendant 5 minutes ; pendant la première minute la pression baisse d'abord jusqu'à 150 millimètres, puis elle remonte rapidement et atteint bientôt 220 millim. La quantité d'urine qui parcourt le tube est de 4 centimètres.

Il est facile de se rendre compte, par la lecture de cette expérience, que le ralentissement de la sécrétion urinaire a toujours coïncidé avec une élévation dans la pression artérielle générale.

Le même phénomène s'observe, mais un peu moins accentué, quoique très net, quand on irrite le pneumogastrique au-dessous du cœur.

Ce résultat, signe d'une vaso-constriction dans l'arbre circulatoire, vient compléter ceux que nous avons obtenus dans les deux paragraphes précédents. Tout concorde pour nous faire admettre l'existence dans le nerf vague de filets vaso-constrictifs destinés au rein.

Citons encore, à l'appui de cette manière de voir, mais dans un autre ordre d'idées, les expériences suivantes qui vont nous donner une nouvelle preuve indirecte de l'action vaso-motrice du vague sur le rein.

Expérience X. — Faradisation successive des bouts périphériques des deux vagues au cou. — Influence sur la sécrétion de chaque rein.

Le 15 décembre 1887, chez un chien curarisé et soumis à la respiration artificielle, on ouvre l'abdomen à sa partie inférieure, on isole les uretères et on introduit dans chacun d'eux une canule munie d'un long tube de verre maintenu horizontal ; mise à nu des deux vagues au cou.

A l'état normal on note comme longueur de tube parcourue par l'urine à droite 3 centim. 7, à gauche 4 centim. en 2 minutes.

On excite le vague gauche dans la continuité à 10. On a à droite 1 cm. 5, à gauche 1,3.

On sectionne les deux vagues et on attend quelques minutes.

Au bout de ce temps on a en 2 minutes à droite 5 cm., à gauche 5 cm.

On excite pendant 2 minutes le bout périphérique droit à 8 ; on note à droite 1 cm. 8, à gauche 2 cm. 8.

On augmente l'excitation (5) et on a à droite 0 cm. 2, à gauche 2 cm. 0.

On cesse l'excitation, il y a à droite 7 cm. 5, à gauche 4 cm., toujours en deux minutes.

Jusqu'ici nous avons obtenu les effets à peu près habituels, c'est-à-dire une diminution dans la sécrétion urinaire de chaque côté pendant l'excitation du bout périphérique de l'un ou de l'autre vague. Nous allons voir un autre phénomène se produire en employant le courant au maximum.

Nous excitons à 0 le bout périphérique du vague gauche pendant deux minutes et nous lisons à droite 9 cm., à gauche 2 cm. seulement.

Pendant les deux minutes qui suivent la faradisation on a à droite 1 cm. 8, à gauche 6 centim.

Nous excitons maintenant le bout périphérique droit au maximum et nous obtenons à droite 1 cm. 7, à gauche 10 cm.

L'excitation du bout périphérique gauche avec le même courant pendant deux minutes donne à droite 0 cm. 5, à gauche 0 cm. 8.

Pendant l'excitation à droite nous obtenons donc du côté du rein droit un ralentissement de la sécrétion urinaire et du côté du rein gauche une accélération de cette sécrétion. Pendant la faradisation du vague gauche c'est l'effet inverse qu'on observe ; ralentissement ou arrêt à gauche, accélération à droite.

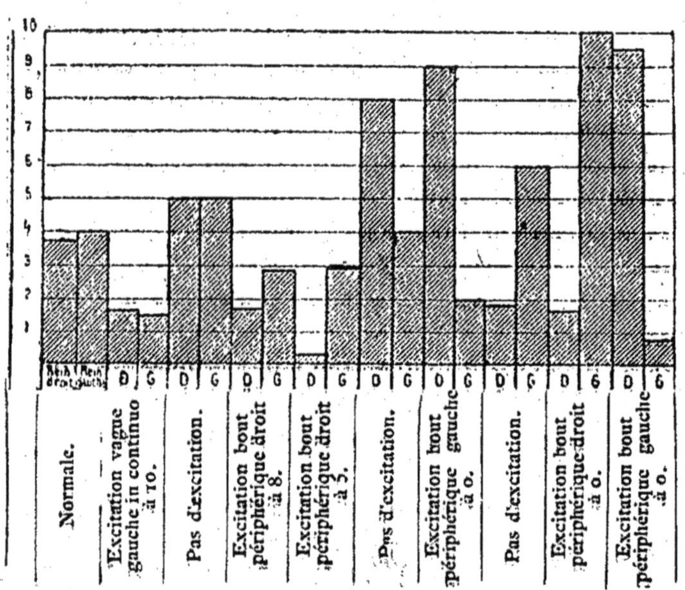

Exp. 10. Fig. XI. — Action sur la sécrétion de l'urine par chacun des reins des excitations des vagues droit et gauche au cou.

Cet effet particulier qui parfois fait défaut, a cependant été constaté par nous dans une autre expérience dans laquelle les nerfs vagues ont été excités non plus au cou, mais dans le thorax immédiatement au-dessus du diaphragme.

Expérience XI. — Chien curarisé. — Excitations successives des deux vagues au-dessous du cœur. — Action sur la sécrétion urinaire recueillie séparément par chacun des uretères.

Le 21 décembre 1887, on curarise un chien, on le fait respirer artificiellement ; puis on ouvre le thorax en sectionnant le sternum sur la ligne médiane. — On isole les deux nerfs vagues à la partie inférieure du thorax et on les sectionne. On introduit alors une canule dans chacun des uretères.

On laisse reposer l'animal pendant cinq minutes, puis on mesure la quantité d'urine qui s'écoule de chaque uretère en 2 minutes 1/2 ; on a à droite 6 cent., à gauche 5 cent. 4.

On excite à 0 le bout périphérique du vague droit pendant 2 min. 1/2 et on note à droite 0, à gauche 12 cent.

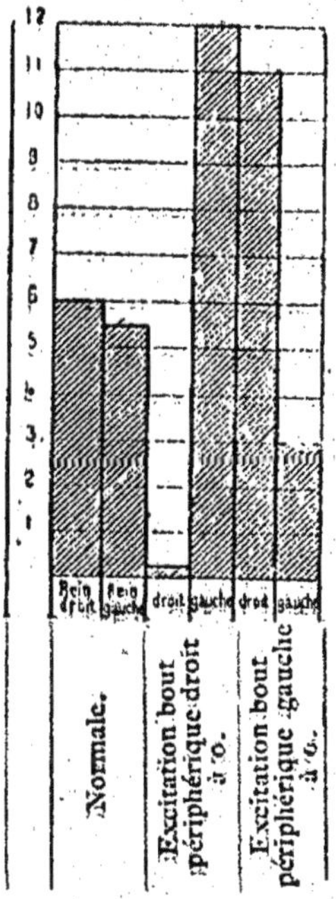

Exp. 11. Fig. XII. — Influence des faradisations successives des bouts périphériques des deux vagues pris au-dessous du cœur sur l'excrétion de l'urine par chacun des reins.

On excite ensuite le bout périphérique gauche au maximum et on obtient à droite 11 cent., à gauche 3 cent.

Nous obtenons les mêmes résultats que lorsque la faradisation est faite au cou.

Cet effet dissymétrique, bien qu'il nous ait manqué dans quelques cas, n'en est pas moins très remarquable, car il nous laisse soupçonner : 1° que les variations du rhythme du cœur n'exercent pas d'influence sur le phénomène, démonstration indirecte de l'action spéciale vaso-motrice du nerf vague sur le rein ; 2° que la distribution des nerfs pneumogastriques doit s'effectuer, dans certains cas, d'une façon croisée.

Nous en avons fini avec nos recherches expérimentales, mais avant de poser nos conclusions, disons un mot d'expériences analogues qui viennent d'être faites à l'étranger.

Un savant belge M. *Masius* (1), reprenant nos expériences, est arrivé à des conclusions tout à fait analogues aux nôtres. Dans une première série de recherches faites sur des chiens immobilisés par la morphine, il a constaté que l'excitation faradique suffisamment intense du nerf pneumogastrique gauche, comme celle du droit, diminuait et même arrêtait la sécrétion urinaire ; il a vu en outre que cette excitation du nerf vague au cou, en même temps qu'elle arrêtait la sécrétion de l'urine, suspendait également l'écoulement du sang par la veine rénale et que ces phénomènes se produisaient, non pas au moment où la pression était abaissée par suite de l'arrêt du cœur en diastole, mais surtout lorsqu'elle était revenue à sa hauteur normale ; il conclut de ce dernier fait que la faradisation des nerfs vagues produit une vaso-constriction sur le rein, puisque l'arrêt de la sécrétion urinaire n'est pas causé par un abaissement de pression. De plus, l'auteur a ob-

(1) De l'influence du pneumogastrique sur la sécrétion urinaire, (*Bulletin de l'Acad. Royale de Belgique*), 3° série, t. XV, n° 3 ; 1888.

servé que, lorsqu'il atropinisait l'animal en expérience, de façon à paralyser les fibres vaso-constrictives qui se rendent au rein, l'excitation des nerfs n'amenait aucune modification ni dans la sécrétion urinaire, ni dans l'écoulement du sang par la veine rénale, nouvelle preuve indirecte, mais peut-être moins concluante, à notre avis, de l'action vaso-constrictive du nerf.

Dans un second mémoire fort intéressant, publié quelques mois plus tard (1), M. Masius a relaté de nouvelles expériences faites uniquement sur des lapins, et dans lesquelles il a recherché, non seulement l'action du pneumogastrique, mais aussi celle du sympathique. En ce qui concerne le pneumogastrique qui nous intéresse surtout ici, il croit avoir montré que les effets de l'excitation d'un seul nerf pneumogastrique se manifestent également et en même temps sur les deux reins; de plus, complétant ses premières expériences, il a fait voir que, après une injection de chloral à dose suffisante pour amener la paralysie des fibres vaso-constrictives, l'arrêt de la sécrétion urinaire ni même sa diminution n'apparaissaient plus lorsqu'on excitait le pneumogastrique. C'est là une nouvelle preuve de la présence dans les nerfs vagues de fibres vaso-constrictives agissant sur le rein.

Ces résultats, au moins dans les grands points, sont d'une concordance presque parfaite avec les nôtres; aussi avons-nous tenu à les mentionner et à faire ressortir leur importance. Ils donnent plus de poids à notre travail et cette confirmation de nos expériences par un savant étranger considéré va nous rendre moins timides au moment où nous allons formuler les conclusions qui résultent de nos recherches expérimentales.

(1) Recherches sur l'action du pneumogastrique et du grand sympathique sur la sécrétion urinaire. — (*Bulletin de l'Acad. Roy. de Belgique*, 3e série, t. XVI, n° 7, 1888.)

Ces conclusions sont les suivantes :

1° Le nerf vague exerce une action directe sur la sécrétion urinaire.

Cette action est facilement mise en évidence par la faradisation forte du bout périphérique du nerf qui, même faite au-dessous du cœur, diminue et arrête l'excrétion de l'urine par le rein.

2° Cet arrêt de la sécrétion urinaire doit être attribué à une action spéciale vaso-motrice du vague sur le rein.

3° L'action vaso-motrice est de nature vaso-constrictive.

4° L'arrêt de l'écoulement du sang par la veine rénale, la diminution de pression dans l'intérieur du rein, l'augmentation de la pression artérielle générale sous l'influence des excitations des bouts périphériques des vagues sont autant de facteurs qui viennent donner la preuve de l'existence dans le nerf pneumogastrique de filets centrifuges à action vaso-constrictive sur l'organe excréteur de l'urine.

E. — ACTION TROPHIQUE DU VAGUE SUR LE REIN.

Lorsqu'on a excité pendant plusieurs minutes le bout périphérique d'un pneumogastrique avec un courant faradique assez intense, si l'on examine le rein on y trouve déjà des altérations du côté des cellules épithéliales des tubes droits et contournés : elles sont tuméfiées, à protoplasma granuleux et à noyaux peu distincts.

Mais les lésions rénales sont beaucoup plus accentuées et beaucoup plus constantes chez les animaux auxquels on pratique des névrites expérimentales du nerf vague en injectant dans l'épaisseur du nerf, soit une poudre inerte, soit un liquide irritant.

Dans ces cas, le microscope nous a montré que le rein était le siège de lésions épithéliales et interstitielles.

Sans entrer dans les détails, disons qu'on y trouve de la sclérose péri-artérielle, de la dilatation des glomérules, et des dégénérescences hyaline, graisseuse, cireuse et vitreuse des cellules épithéliales dans la zone intermédiaire.

Ces troubles trophiques ont été observés, à des états plus ou moins avancés, chez tous les animaux auxquels nous avons irrité chroniquement le nerf vague ; ils paraissent dus à l'influence trophique exercée sur le rein par le pneumogastrique.

VIII. — ACTION DU NERF VAGUE SUR LA VESSIE.

Stilling aurait vu la vessie se contracter à la suite de l'excitation des racines du nerf vague.

Oehl (1) a étudié ce phénomène sur des chiens auxquels il introduisait dans la vessie un tube de verre ou de métal communiquant avec un manomètre et il a observé une élévation rapide et considérable du liquide du manomètre pendant l'excitation des vagues dans la continuité ou de leur bout central après section.

Chez le lapin il a vu, pendant l'excitation du bout central du pneumogastrique, le plan musculo-fibreux de la vessie se rapprocher visiblement et s'éloigner dès qu'on interrompait le courant.

Cet auteur a essayé de déterminer l'arc réflexe suivi par l'excitation ; le pneumogastrique serait la voie centripète, le centre se trouverait près des origines de ce nerf, et enfin la voie centrifuge serait constituée par des fibres motrices parcourant la moelle jusqu'au niveau de la région lombaire où elles auraient leur point d'émergence.

Oehl conclut que le nerf pneumogastrique exerce une action motrice réflexe sur la vessie. Il pense que l'influence exercée par certaines conditions psychiques sur les organes de la circulation, de la respiration et de la digestion qui reçoivent du pneumogastrique des fibres centripètes pourrait expliquer par analogie « comment la terreur ou une gaîté excessive provoquent quelquefois, probablement par l'excitation des fibres

(1) C. R. Acad. des Sciences, 1865, t. 61, p. 340.

centrales du pneumogastrique, des contractions réflexes de la vessie et l'émission involontaire de l'urine. »

Nous nous bornons à mentionner ces opinions du savant italien. Comme lui, nous pensons qu'une excitation centripète du vague peut amener par voie réflexe des mouvements dans la vessie, mais nous croyons qu'il n'y a pas là d'action bien spéciale et que, dans bien des cas, on peut observer le même phénomène à la suite de l'irritation d'un nerf sensitif quelconque.

CHAPITRE QUATRIÈME

ACTION DU PNEUMOGASTRIQUE SUR LA NUTRITION ÉLÉMENTAIRE.

Le rôle important que joue le nerf pneumogastrique vis-à-vis de tous les viscères doit nous faire supposer que son action se fait également sentir sur la nutrition élémentaire et sur les échanges organiques. Déjà *Cl. Bernard* (1) avait observé qu'au bout d'un certain temps après la section des deux nerfs vagues le foie ne contenait plus ni sucre, ni matière glycogène. Ce fait que nous avons également constaté plusieurs fois, de la disparition dans le foie de la glycose et de la substance qui lui donne naissance, offre une importance considérable au point de vue des phénomènes de la nutrition.

En effet, comme l'a bien montré Chauveau, la glycose contenue dans l'organisme est la principale source de la chaleur animale ; par conséquent, sa diminution et, à plus forte raison, sa disparition doivent-elles déterminer un ralentissement énorme des combustions et par suite une diminution dans la quantité de certains produits d'élimination, l'acide carbonique par exemple.

Il y a là un chapitre extrêmement intéressant et

(1) Leçons sur la Physiologie du système nerveux, t. II, p. 431.

presque nouveau à faire, car les travaux sur cet important sujet sont relativement rares.

Cependant déjà, dans les premières années du siècle, *Provençal* (1) avait fait des expériences pour savoir si l'animal auquel on a coupé ou lié les nerfs pneumogastriques absorbe autant d'oxygène et élimine autant d'acide carbonique après qu'avant l'opération et si la chaleur animale ne subit pas de modifications. Il avait obtenu les résultats suivants : les phénomènes chimiques de la respiration étaient affaiblis à la suite de la section des deux nerfs; les animaux chez lesquels on avait pratiqué cette opération usaient moins d'oxygène et produisaient moins d'acide carbonique qu'à l'état normal; de plus ils avaient sensiblement moins de chaleur quelques heures après la section.

Cl. Bernard a également noté l'abaissement de la température à la suite de la section des pneumogastriques. M. *Gréhant* (2), qui a fait une expérience sur un chien chez lequel il a étudié les modifications de l'exhalation pulmonaire de l'acide carbonique à la suite de la section d'abord d'un seul pneumogastrique, puis six mois plus tard du second, n'a pas observé de changements bien notables; il note seulement qu'après sa deuxième opération le chien est devenu très malade et a considérablement maigri, mais comme la quantité d'acide carbonique expirée dans le même volume d'air est plutôt supérieure à celle éliminée à l'état normal, ce savant physiologiste n'insiste pas et considère que les modifications sont peu nettes. Et cependant, en lisant attentivement sa communication, on remarque que, lorsque les deux vagues ont été sectionnés, la respiration s'est ralentie considérablement, de telle sorte que

(1) *Recueil périodique de la Société de Médecine de Paris*, t. XXXVII, p. 59.

(2) Influence de la section des nerfs pneumogastriques sur l'exhalation de l'acide carbonique par les poumons. (C. R. Soc. biologie, 25 mars 1882.)

les 50 litres d'air expirés dans lesquels il a dosé l'acide carbonique ont mis à circuler au travers des poumons un espace de temps à peu près double de celui qu'ils mettaient à l'état normal ; or, puisque la quantité d'acide carbonique éliminée est à peu près la même, si l'on considère non pas le volume d'air, mais seulement le temps pendant lequel l'animal respire, il est facile de voir que ce dernier a exhalé après la double vagotomie une quantité d'acide carbonique qui n'est guère que la moitié de celle qu'il exhalait normalement.

A notre avis, pour bien étudier les modifications qui peuvent survenir dans les échanges gazeux intra-pulmonaires, il faut avoir soin de prendre comme mesure constante non pas le volume d'air que l'animal respire, mais le temps pendant lequel on recueille les gaz destinés à l'analyse ; c'est le seul moyen qui permette d'établir des comparaisons et c'est celui que nous avons employé dans les expériences assez nombreuses que nous avons faites sur les modifications imprimées à l'exhalation pulmonaire de l'acide carbonique par les opérations pratiquées sur les nerfs pneumogastriques.

Nous avons étudié d'abord l'élimination de l'acide carbonique par les poumons à la suite soit de la section, soit de l'irritation des vagues par notre méthode ; nous avons ensuite fait quelques expériences sur l'excrétion de l'urée, cet autre élément important de la désassimilation organique.

1° INFLUENCE DU PNEUMOGASTRIQUE SUR L'EXHALATION PULMONAIRE DE L'ACIDE CARBONIQUE.

A. — *Influence de la section des nerfs.*

Dans nos expériences nous avons recherché tout d'abord l'action exercée par *la section des nerfs* sur l'excrétion de l'acide carbonique. Pour cela nous avons fait varier les conditions de l'expérience en réséquant soit un seul pneumogastrique, soit les deux simultanément ou après un certain intervalle. Nos recherches ont été faites sur des chiens adultes de façon à éviter la mort trop rapide des animaux par obstruction complète de la glotte.

Expérience I. — Chien. — Section d'un seul vague. — Dosage de l'acide carbonique exhalé pendant les dix jours qui suivent la section.

Le 1er mars un chien qui pèse 8 k. 700 exhale dans 50 litres d'air 2 gr. 62 d'acide carbonique en 15'30" ; il y a 13 respirations par minute ; la température rectale est à 38°2.

Le 2 mars. T. R. 38°4 ; 50 litres d'air circulent à travers les poumons en 15,47 et donnent 2 gr. 98 d'acide carbonique ; il y a 14 respirations par minute.

Le 4 mars, après avoir pris une troisième normale qui donne 2 gr. 50 d'acide carbonique dans 50 litres d'air en 12'30", le nombre des respirations étant de 14 par minute, la température rectale de 38°4, on résèque à la partie inférieure du cou 15 millimètres environ du pneumogastrique gauche, en ayant soin de faire une rigoureuse antisepsie et de réunir les bords de la plaie par des points de suture.

Le lendemain 5 mars, l'animal a bien mangé, sa plaie du cou est réunie par première intention, sa température rectale est à 37°9 ; les 50 litres d'air qu'il respire en 15 minutes contiennent 2 gr. 94 Co^2 ; il y a 11 respirations par minute et les mouvements respiratoires paraissent très réguliers.

Le 7 mars, le chien qui s'alimente toujours très bien, fait circuler 50 litres d'air à travers ses poumons en 12 minutes 20", il exhale 3 gr. 14 Co^2 : on note 12 respirations par minute ; T. R. 38°1.

Le 14 mars, l'animal va très bien, il pèse 8 k. 850 ; 50 litres d'air expirés en 15 minutes 40" donnent 2 gr. 96 Co^2, il y a 13 respirations par minute, la température rectale est à 38°1.

Nous avons résumé l'expérience dans le tableau ci-dessous :

DATES	REMARQUES	POIDS du chien	NOMBRE de respirations par minute	CO^2 exhalé en 1 heure	CO^2 exhalé par kgr. et par heure	T. RECT.
1er mars		8k700	13	10 g. 23	1 gr. 29	38°2
2 »			14	11 41	1 32	38 4
4 »	On résèque le vague gauche après que le chien a respiré.		14	12	1 37	38 6
5 »	Le chien a bien mangé, la plaie du cou est cicatrisée.		11	11 70	1 35	37 9
7 »			12	15 31	1 75	38 1
14 »	L'animal va très bien.	8k850	13	12 11	1 39	38 1

On voit que, dix jours après la section d'un seul nerf, l'exhalation pulmonaire de l'acide carbonique est revenue sensiblement à la normale ; mais les jours qui suivent immédiatement l'opération on voit une augmentation très nette dans l'excrétion de cette substance (1 gr. 75 par kilogr. et par heure le 2e jour au lieu de 1 gr. 35, chiffre normal).

Voyons maintenant ce qui se passe lorsque, comme l'a fait M. Gréhant, on sectionne d'abord un seul pneumogastrique, puis, plusieurs mois plus tard, le second.

Expérience II. — Chien. Section d'un pneumogastrique, puis, quatre mois plus tard, du second.

Le 5 avril, un chien de 14 kg. 500 exhale, dans 25 litres d'air, 1 gr. 20 d'acide carbonique en 4'10".

Le 6, 25 litres d'air expirés en 4'25" contiennent 1 gr. 31 CO^2.

Le 7, on sectionne le pneumogastrique gauche au cou, à 11 h. du matin. Points de suture ; antisepsie.

Le 8, à 10 h. du matin, on trouve 1 gr. 20 d'acide carbonique dans 25 litres d'air exhalés en 4'30".

Le 9, 25 litres d'air circulent à travers les poumons en 3'40" et contiennent 1 gr. 27 CO^2.

Les jours qui suivent, l'animal paraît bien portant et ne présente rien d'anormal ; on l'abandonne jusqu'au 10 août et, à cette date, on lui sectionne le pneumogastrique droit au cou. Poids : 14 kg. 750.

Le 31 août, il y a 1 gr. 30 CO^2 dans 25 litres d'air expirés en 7 m. 8".

Le 15, le chien exhale 1 gr. 32 CO^2 en 7'12" dans 25 litres d'air.

Le 16, on note 1 gr. 27 CO^2 exhalés en 7 m. 10 ; l'animal a beaucoup maigri (12 kg. 900) et paraît malade.

Il se rétablit peu à peu et, deux mois après, il semble être revenu à l'état normal.

Nous allons faire un tableau pour résumer cette expérience et nous verrons mieux les modifications de l'acide carbonique en calculant la quantité de ce gaz exhalé par heure et par kilogramme d'animal.

DATES	REMARQUES	POIDS du chien	CO_2 exhalé en 1 heure	CO_2 exhalé par kg. et par heure
5 avril		14k500	18 gr. 57	1 gr. 27
6 »			17 78	1 22
7 »	Section du vague gauche au cou.			
8 »			16 80	1 16
9 »			20 78	1 43
10 août	Section du vague droit.	14 750		
13 »		14 300	10 93	0 77
15 »			11	0 78
16 »		12 900	10 63	0 82

Il est facile de voir qu'ici, comme dans l'expérience précédente, nous avons eu une augmentation assez nette dans l'exhalation pulmonaire de l'acide carbonique le surlendemain de la section d'un seul pneumogastrique (1 gr. 43 CO^2 au lieu de 1 gr. 25). Par contre, lorsque les deux nerfs vagues ont été coupés, et bien qu'il y ait eu un intervalle de quatre mois entre la section de chacun d'eux, c'est une diminution considérable d'acide carbonique que nous avons observée (0 gr. 80 au lieu de 1 gr. 25).

Nous avons encore fait un certain nombre d'expériences pour rechercher ce qu'il advenait de l'exhalation pulmonaire de l'acide carbonique lorsque les pneumogastriques étaient coupés tous les deux en même temps. En voici quelques-unes :

Expérience III. — Chien. Section des deux pneumogastriques. — Mort 18 heures après la section. — Dosage de l'acide carbonique exhalé.

Le 25 septembre, chez un chien pesant 10 kilogr., nous faisons circuler 25 litres d'air à travers les poumons; l'expérience dure 5'50" et nous comptons 17 respirations par minute ; la température rectale est à 39°. L'air expiré contient 1 gr. 11 CO^2.

Le 26, 25 litres d'air expirés en 6 minutes donnent 1 gr. 07 CO^2 ; le nombre des respirations par minute est de 18, T. R. 39°2.

Le 27, T. R. 39°4. A 4 h. 30 nous sectionnons les deux nerfs pneumogastriques à la partie moyenne du cou.

A 5 h. 15, 3/4 d'heure après la section, nous faisons respirer l'animal, sa respiration est très irrégulière, l'inspiration est tantôt courte et tantôt longue, l'expiration est généralement très longue, prolongée, suivie parfois d'une longue pause respiratoire ; elle est saccadée ; 25 litres d'air mettent 17'25" à circuler et donnent 1 gr. 05 CO^2. Il y a de 6 à 10 respirations par minute. T. R., 1 heure après la section : 36°5.

Le 28 à 10 h. 30. T. R. 39°. Le chien, dont la respiration est toujours très irrégulière, expire 16 litres d'air en 9 minutes et meurt à ce moment. Ces 16 litres d'air contiennent 0 gr. 93 CO^2.

A l'autopsie nous trouvons que le poumon droit présente par places quelques points rouges, congestionnés ; le poumon gauche est plus malade, tout le lobe inférieur est fortement congestionné, presque splenisé.

DATES	REMARQUES	POIDS du chien	CO_2 exhalé en 1 heure	CO_2 exhalé par kg. et par heure
25 sept.	Normale.	10 kg.	11 gr. 42	1 gr. 14
26 »	Normale.		10 70	1 07
27 »	A 4 h. 30 section des deux vagues à 5 h. 15 on fait respirer le chien.		5 65	0 56
28 »	Mort à 10 h. 30 pendant qu'on recueille l'air expiré.		6 20	0 62

Trois quarts d'heure après la section on constate déjà une diminution considérable de l'acide carbonique exhalé ; le lendemain, au moment de la mort, cette diminution persiste.

Expérience IV. — Chien. — Section des deux vagues. — Mort 36 heures après la section. — Dosage de l'acide carbonique exhalé.

Le 22 octobre, à 11 h. du matin, chez un chien du poids de 11 kg. 200, 25 litres d'air circulent à travers les poumons en 6'45", et donnent 1 gr. 16 CO^2 ; il y a 14 respirations par minute : T. R. 39°5.

Le même jour, à 4 h. du soir, nous faisons la section des deux pneumogastriques dans la région moyenne du cou.

Le lendemain 23, à 10 h. du matin, 18 heures après la section, l'animal expire, en 9'50", 25 litres d'air qui enlèvent aux poumons 1 gr. 09 CO^2. Respirations par minute : 7. — T. R. 39°6. La respiration est très irrégulière.

Le chien meurt dans la nuit du 23 au 24 et l'autopsie nous montre des lésions à peu près identiques dans les deux poumons ; il y a de la congestion aux deux bases et quelques points d'emphysème disséminés sur le bord antérieur des deux côtés.

DATES	REMARQUES	POIDS du chien	CO_2 exhalé en 1 heure	CO_2 exhalé par kg. et par heure
22 oct.	Normale. Le 22 à 4 h., sect. des 2 vagues.	11 k. 200	10 gr. 31	0 gr. 91
23 »	On dose CO^2 à 10 h. du matin.		66 5	0 59
24 »	Mort dans la nuit du 23 au 24.			

Ici encore on note une diminution très accentuée dans le poids de l'acide carbonique exhalé dix-huit heures après la section des deux vagues. L'expérience suivante va encore nous donner le même résultat.

Expérience V. — Chien. — Section des deux vagues au cou. — Mort 40 heures après la section. — Dosage de Co^2 exhalé.

Le 14 novembre, à 10 heures 30 du matin, un chien, pesant 9 kg. 400, expire 25 litres d'air en 7'50" ; ces 25 litres enlèvent aux poumons 1 gr. 20 Co^2 ; il y a 11 respirations par minute ; T. R. 38°4.

A 11 heures, nous faisons la section des deux pneumogastriques à la partie moyenne du cou ; à 11 heures 30 (une demi-heure après), la température rectale est à 37°2.

Le 15 novembre, à la même heure, c'est-à-dire 24 heures après la section, 25 litres d'air expirés en 10 minutes contiennent 1 gr. 11 Co^2. La respiration n'est pas trop irrégulière, mais par moments elle présente cependant des arrêts à la suite de l'expiration qui est plus longue qu'à l'état normal.

L'animal meurt dans la nuit qui suit ce dernier dosage. L'examen post mortem, pratiqué le 16 novembre dans la matinée, nous permet de constater que, dans le poumon droit, le lobe supérieur présente par places des espaces rouges, congestionnés, le lobe moyen est hépatisé dans presque toute son étendue, le lobe inférieur est congestionné par places. Dans le poumon gauche, on trouve à peu près les mêmes lésions : le lobe moyen est rouge, congestionné, presqu'infiltré mais non hépatisé.

DATES	REMARQUES	POIDS du chien	Co_2 exhalé en 1 heure	Co_2 exhalé par kg. et par heure
	Normale.	0 k. 400	0 gr. 65	1 gr. 02
14 nov.	Le 14 novembre à 11 h., section des 2 nerfs vagues.			
15 »	On fait respirer le chien à 11 h.		0 66	0 70
16 »	Mort dans la nuit du 15 au 16.			

Dans cette expérience, comme dans les précédentes, on note un ralentissement de la nutrition caractérisé par une diminution de l'acide carbonique exhalé, 24 heures après la section simultanée des deux vagues.

La mort de l'animal, survenue dans les expériences ci-dessus de 18 heures à 40 heures après l'opération, ne nous a pas permis jusqu'ici d'observer pendant un temps assez long les modifications apportées aux échanges respiratoires. L'expérience suivante, dans laquelle nous avons pu conserver un chien pendant les 10 jours qui ont suivi la section des deux nerfs, va combler cette lacune.

Expérience VI. — Chienne. — Section des deux pneumogastriques. — Mort dix jours après. — Dosage de Co^2 exhalé.

Le 20 septembre, une chienne de 10 kilog. 150 expire, en 0 m. 50", 25 litres d'air qui contiennent 1 gr. 57 d'acide carbonique. Respirations par minute 13. T. R. 39°.

Le 30 septembre, 25 litres d'air circulent à travers les poumons en 6'50" et donnent 1 gr. 10 Co^2. Respirations par minute 17. T. R. 39°2.

Le 2 octobre, la température rectale étant à 39°8, nous

faisons, à 10 heures 30 du matin, la section des deux pneumogastriques à la partie moyenne du cou. Un quart d'heure après, à 10 heures 45, nous faisons respirer la chienne et nous obtenons 1 gr. 48 Co^2 dans 25 litres d'air expirés en 7 minutes 10". Nombre de respirations par minute : 9. A 11 heures T. R. 38°8.

Le 3 octobre, à 10 heures du matin, T. R. 38°8. Respirations par minute 13. 25 litres d'air expirés en 7 m. contiennent 0 gr. 32 Co^2.

Le 5 octobre, l'animal a très peu mangé depuis l'opération, il est très faible. T. R. 39°2. Il y a 0 gr. 85 Co^2 dans 25 litres d'air expirés en 6 minutes. Respirations par minute : 15.

Le 6, la chienne a un peu mangé ; 25 litres d'air traversent les poumons en 6'30" et contiennent 0 gr. 83 Co^2 T. R. 39°2. Respirations par minute 14. Poids de l'animal : 9 kg. 680.

Le 11 octobre, l'amaigrissement est extrême. L'alimentation est presque nulle.

Le 12 octobre, T. R. 40°, 25 litres d'air enlèvent aux poumons en 12 min. 0,67 Co^2. Respirations par minute : 9. La respiration qui, jusqu'ici, avait été assez régulière, présente cette fois des irrégularités ; l'expiration, parfois très longue, est suivie d'une longue pause.

DATES	REMARQUES	POIDS de l'animal	Co_2 exhalé en 1 heure	Co_2 exhalé par kg. et par heure
29 sept.	Normale.	10k150	9 gr. 57	0 gr. 95
30 »	Normale.		10 45	1 04
2 oct.	à 10 h. 30, section des 2 vagues à 10 h. 45, on recueille l'air exp.		12 39	1 23
3 »			2 74	0 27
5 »			8 50	0 85
6 »			7 66	0 76
12 »			3 35	0 33
13 »	Mort dans la nuit du 12 au 13.	9k680		

L'animal succombe dans la nuit du 12 au 13. On fait l'autopsie le 13 dans la matinée. Le poumon droit présente un peu d'emphysème vers son bord antérieur ; dans son lobe inférieur, la partie inférieure est le siège d'une induration avec des infiltrations sanguines par places d'une couleur noirâtre, le tissu de ce lobe est dur, hépatisé. Tout à fait à la partie antéro-supérieure du lobe supérieur, on observe un état analogue. Le poumon gauche offre à peu près les mêmes altérations, son bord antérieur est emphysémateux, la partie postérieure du lobe supérieur est splénisée et le lobe inférieur, dans toute son étendue, est complètement hépatisé.

Nous avons donc eu à faire à une pneumonie bilatérale développée à la suite de la section des deux vagues.

Cette expérience qui est intéressante, eu égard à la durée relativement longue de la survie, nous montre qu'un quart d'heure après la section des deux nerfs la nutrition est activée (1 gr. 23 au lieu de 1 gr. 04 Co^2). Mais le lendemain, nous sommes en présence d'une diminution très considérable dans la quantité d'acide carbonique exhalé ; les jours suivants, cette quantité se relève un peu, mais reste toujours très inférieure à la normale et la veille de la mort nous observons que le poids de l'acide carbonique éliminé est trois fois moindre qu'à l'état physiologique.

Et maintenant résumons nos expériences sous forme de conclusions :

1° La quantité d'acide carbonique exhalé à la suite de la section d'un seul pneumogastrique dans la région du cou subit peu de modifications. Cependant nous avons noté une légère augmentation le second jour qui suit l'opération.

Nous sommes tentés d'attribuer cette augmentation passagère à une sorte d'excitation du nerf produite par le travail de cicatrisation.

2° Un quart d'heure après la section des deux nerfs vagues nous avons aussi observé que le poids d'acide carbonique éliminé devenait un peu plus élevé qu'à l'état normal.

L'irritation du nerf produite par le traumatisme peut, à notre avis, expliquer ce résultat.

3° A la suite de la section des deux nerfs pneumogastriques, que les deux nerfs soient coupés simultanément ou à plusieurs mois d'intervalle, on observe, d'une façon constante, un ralentissement des combustions respiratoires.

Cette diminution de l'acide carbonique exhalé, déjà très nette au bout de trois quarts d'heure, devient considérable la veille de la mort.

Comment expliquer ce ralentissement de la nutrition, cette grande diminution dans le poids de l'acide carbonique exhalé par les poumons ?

Evidemment on pourrait être tenté d'attribuer ce phénomène aux profondes lésions du parenchyme pulmonaire qui sont généralement constatées à l'autopsie ; MM. *Gréhant* et *Quinquaud* ont en effet montré qu'on voyait survenir une diminution dans l'exhalation pulmonaire de l'acide carbonique à la suite des maladies du poumon observées chez l'homme ou provoquées expérimentalement sur l'animal. Mais, tout en tenant compte de ce fait, nous devons cependant considérer que, déjà 3/4 d'heure après la section, bien avant que les lésions pulmonaires aient pu être constituées, nous notons déjà une diminution de l'acide carbonique et, de plus, dans une de nos expériences (Exp. IV), l'autopsie nous montre des altérations pulmonaires très légères, tandis que le ralentissement de la nutrition est très net. Les lésions anatomo-pathologiques du poumon ne nous suffisent donc pas pour expliquer, dans tous les cas, la diminution de l'acide carbonique.

Nous en dirons autant de l'inanition de l'animal qu'on pourrait peut-être invoquer, puisqu'il est très rare que les animaux puissent s'alimenter à la suite de la section des deux vagues. Mais, à l'état physiologique, des expériences nombreuses nous ont montré qu'une inanition de 8 à 10 jours n'exerçait pas d'influence très appréciable sur l'élimination de l'acide carbonique par le poumon. Il faut donc rechercher une autre explication.

Nous croyons la trouver dans le fait signalé en premier lieu par Cl. Bernard de la disparition du glycogène et de la glycose dans le foie des animaux vagotomisés. C'est la glycose qui, par sa combustion dans les tissus, contribue à former la plus grande quantité de l'acide carbonique produit dans l'intimité de l'organisme ; si cette substance diminue, la quantité du gaz formé doit également diminuer et c'est ce qui explique, suivant nous, le phénomène constant observé dans nos expériences de la diminution considérable du poids de l'acide carbonique éliminé par les poumons à la suite de la double vagotomie.

B. — *Influence de l'excitation des nerfs sur l'exhalation pulmonaire de l'acide carbonique.*

La section des nerfs pneumogastriques a donc pour résultat de faire baisser la quantité d'acide carbonique éliminée par les poumons ; nous allons rechercher maintenant quelles sont les modifications apportées à cette fonction par *l'excitation de ces nerfs*.

Nous avons d'abord étudié l'effet produit par la faradisation des deux bouts périphériques ; mais nous n'avons pas trop insisté sur ces excitations électriques des nerfs et, dans le plus grand nombre de nos expériences, nous avons préféré employer notre méthode d'irritation à l'aide d'injections dans le tissu nerveux de poudres inertes comme la poudre de lycopode ou de substances irritantes comme l'huile de croton très étendue.

Expérience I. — Chien. — Faradisation des bouts périphériques des deux pneumogastriques au cou. — Dosage de l'acide carbonique exhalé par les poumons.

Le 5 janvier un chien de 9 kg. 400 excrète 0 gr. 87 d'acide carbonique dans 25 litres d'air expirés en 6 minutes.

Le 7 janvier, il excrète dans le même temps et dans la même quantité d'air expiré 0 gr. 91, CO^2.

A 5 heures du soir, le même jour, on sectionne les deux nerfs au cou, on prend dans une ligature les deux bouts périphériques et, pendant une demi-heure, on les excite avec un courant faradique assez faible (12).

On cesse l'excitation à 5 h. 30 et à 5 h. 38 on recueille les gaz de la respiration. On obtient dans 25 litres d'air, expirés en 3 m. 45, 0 gr. 70 d'acide carbonique.

La respiration est assez rapide et assez régulière pendant la durée de l'expérience.

DATES	REMARQUES	POIDS de l'animal	CO_2 exhalé en 1 heure	CO_2 exhalé par kg. et par heure
5 janv.	Normale.	9k400	8 gr. 70	0 gr. 88
7 »	Normale.		9 10	0 92
	De 5 h. à 5 h. 30, excitation faradique des 2 bouts périphériques ; à 5 h. 38 respiration.		11 20	1 14

La faradisation des bouts périphériques des deux nerfs pneumogastriques sectionnés au cou, pratiquée pendant une demi-heure, paraît donc avoir déterminé une augmentation dans la quantité d'acide carbonique éliminée par les poumons.

Voyons maintenant ce que donnent les irritations chroniques du nerf, les névrites provoquées dans le bout périphérique par injection interstitielle de poudre inerte et citons, comme exemple, une expérience prise parmi beaucoup d'autres.

Expérience II. — Chien. — Injection de poudre de lycopode dans le bout périphérique du pneumogastrique droit. — Exhalation pulmonaire de l'acide carbonique.

Le 9 décembre 1887, un chien de 6 kg. 340 exhale en une heure 8 gr. 05 d'acide carbonique.

Le 10 décembre, à 9 h., il élimine par les poumons, dans le même temps, 7 gr. 78 d'acide carbonique.

Le même jour, à 10 h. du matin, on isole le vague droit au cou, on le résèque, on lie le bout périphérique et on injecte au-dessous de la ligature un peu de poudre de lycopode en suspension dans l'eau.

On laisse l'animal jusqu'au 17 janvier 1888 ; pendant ce temps il a beaucoup maigri (poids 4 kg. 400). A cette date on trouve dans l'air expiré en 1 heure 11 gr. 32 d'acide carbonique.

Le 24 janvier le dosage de CO^2 exhalé en une heure donne 8 gr. 61.

Au mois de mars de la même année l'animal est à peu près revenu à son poids normal (6 kg. 300), mais il exhale encore une plus grande quantité d'acide carbonique (12 grammes en une heure le 27 mars).

DATES	REMARQUES	POIDS de l'animal	Co_2 exhalé en 1 heure	Co_2 exhalé par kg. et par heure
9 déc. 87	Normale.	6k340	8 gr. 05	1 gr. 26
10 »	Normale. A 10 h., injection de poudre de lycopode dans le bout périphérique du vague droit.		7 78	1 22
17 ja. 88		4 400	11 32	2 57
24 »			8 61	2 10
27 mars		6 300	12	1 90

Il est facile de voir, par la lecture de ce tableau, que, pendant les quatre mois qui ont suivi l'irritation du bout périphérique du nerf pneumogastrique droit, la production d'acide carbonique a augmenté dans des proportions très notables.

Ce résultat est d'accord avec celui que nous avons obtenu lorsque nous avons faradisé les bouts périphériques des deux nerfs vagues et il nous explique comment nous avons quelquefois noté un chiffre un peu plus élevé d'acide carbonique peu de temps après la section des vagues, le traumatisme provoqué par cette section ou le travail de cicatrisation ayant pu agir comme de véritables irritants.

Ralentissement de la nutrition à la suite de la section des deux vagues ; suractivité après l'excitation de ces mêmes nerfs : tels sont, en dernière analyse, les phénomènes observés en nous servant du poids de l'acide carbonique exhalé par les poumons, en un temps donné, comme mesure de l'activité nutritive.

2° ACTION DU PNEUMOGASTRIQUE SUR L'EXCRÉTION URINAIRE DE L'URÉE.

Il nous reste maintenant à parler de l'action du vague sur l'excrétion par l'urine d'un des produits de désassimilation qui, en raison de sa production abondante, occupe un rang égal à celui de l'acide carbonique parmi les déchets de la nutrition, indices de l'activité des actes nutritifs ; nous avons nommé l'urée.

A. — *Section des vagues.*

Comme pour l'acide carbonique nous avons d'abord étudié les effets de la section des deux nerfs pneumogastriques au cou.

Expérience I. — Chien. — Section des deux vagues au cou. — Dosages de l'urée dans l'urine. — Mort 46 heures après la section.

Le 20 novembre 1887, nous mettons dans la cage à urines un vieux chien de 20 kg. 800.

Le premier jour il excrète en 24 heures 710 c. c. d'urine dont la densité est de 1025 et qui contient 14 gr. 91 d'urée.

Le lendemain, on trouve 940 c. c. d'urine contenant 14 gr. 10 d'urée. D. 1025.

Le 1er décembre à midi et demi on résèque les deux vagues au cou.

Le 2 décembre il y a 600 c. c. d'urine excrétés et 9 gr. 60 d'urée. D. 10 28.

Le 3 décembre le chien meurt à 11 h. 15 et l'urine excrétée depuis la veille à midi est albumineuse.

Son volume est de 550 c. c. et elle contient 14 gr. 85 d'urée. D. 1028.

Faisons remarquer qu'après la section l'animal a continué à ingérer une quantité d'aliments sensiblement égale à celle qu'il prenait normalement.

Cette expérience nous montre que, pendant les 24 heures qui suivent une double vagotomie, on voit l'excrétion urinaire de l'urée diminuer un peu, mais, les jours suivants, cette substance se trouve en quantité normale dans l'urine.

Dans une seconde expérience, nous avons essayé de supprimer l'importante cause d'erreur qui est due à l'alimentation et nous avons opéré sur un chien à jeun, mis à l'inanition depuis quelques jours.

Expérience II. — Chien. — Double vagotomie. — Dosages de l'urée dans l'urine. — Mort 42 heures après l'opération.

Nous mettons en expérience le 7 février 1888 un chien de 8 kg. 600. Il fait un repas à 5 h. du soir, puis on ne lui donne plus rien à manger. Il a seulement de l'eau à discrétion.

Le 8 février. —	Urine de 24 h.	130 cc.
	Urée.........	15 gr. 08
9 février. —	Urine de 24 h.	80 cc.
	Urée.........	0 gr. 70

10 février. —	Urine de 24 h.	88 cc.
	Urée.........	6 gr. 12
11 février. —	Urine de 24 h.	70 cc.
	Urée.........	5 gr. 25

Ce même jour, à 5 h. du soir, on résèque les deux pneumogastriques au cou.

Le 12 février à 5 h. —	Urine de 24 h.	88 cc.
	Urée.........	4 gr. 67

Le 13 février le chien succombe vers une heure de l'après-midi. L'urine éliminée depuis la veille est de 77 c. c. et contient 4 gr. d'urée.

Il est facile de voir qu'en se mettant par l'inanition à l'abri de la cause d'erreur due à la différence dans les quantités d'aliments introduits chaque jour dans le tube digestif, on n'observe pas de modifications appréciables dans l'excrétion de l'urée par l'urine à la suite de la section simultanée des deux pneumogastriques au cou.

Mais nos expériences n'ont duré que deux jours à peine, la mort de l'animal étant survenue à la fin du deuxième jour ; peut-être obtiendrait-on quelques résultats si la survie était plus longue? C'est à l'expérience de répondre.

B. — *Excitation des vagues.*

Nous n'avons pas encore fait de dosage de l'urée dans l'urine avant et après la faradisation du nerf pneumogastrique. Il serait intéressant de faire des recherches de ce côté. Actuellement nous nous sommes bornés à rechercher les modifications apportées à l'excrétion de l'urée à la suite d'irritations chroniques du vague (bout central ou bout périphérique).

α. — *Irritation chronique du bout central.* — MM. *Germain Sée* et *Gley* (1) ont signalé dans les cas

(1) Société de Biologie. — 11 février 1888.

d'irritation du bout central provoquée à l'aide de notre méthode habituelle (injection interstitielle de poudre de lycopode) la production d'une azoturie considérable.

Les résultats obtenus par ces expérimentateurs sont venus confirmer les nôtres.

Expérience III. — Chien. — Section du vague droit; ligature de son bout central et injection dans ce bout de poudre de lycopode. — Dosages de l'urée dans l'urine.

Le 24 mars 1887, chez un chien de 6 k. 700, qui excrète à l'état normal de 9 à 10 grammes d'urée dans les 24 heures, on sectionne le pneumogastrique droit au cou, on fait une ligature serrée sur le bout central et on injecte dans ce bout un quart de centimètre cube d'eau distillée, tenant en suspension de la poudre de lycopode.

Le 25, l'animal n'a pas uriné.

Le 26, très petite quantité d'urine alcaline rouge acajou.

Le 27, on trouve 200 c. c. d'urine neutre qui contiennent 20 gr. 50 d'urée.

Le 28, le chien a uriné 400 c. c., on y trouve 38 gr. 40 d'urée.

Un mois après 105 c. c. d'urine excrétée en 24 heures ne contiennent plus que 10 gr. 12 d'urée.

Enfin, dix mois après, le 11 janvier 1888, la quantité d'urée excrétée en 24 heures n'est que de 11 gr. 35.

On observe donc, à la suite de l'irritation du bout central du vague par une poudre inerte introduite dans son épaisseur, une azoturie excessive qui disparaît complètement un mois après l'opération. Dans l'expérience qui suit nous avons provoqué une inflammation plus intense du nerf en y injectant de l'huile de croton.

Expérience IV. — Chien. — Injection d'huile de croton très étendue dans le bout central du vague droit. — Variations de l'urée dans l'urine.

Le 20 février 1888, sur un chien de 11 k. 500, qui excrète normalement de 13 à 15 grammes d'urée en 24 heures, nous réséquons 2 centim. du pneumogastrique droit, nous lions le bout central et nous injectons dans ce bout une goutte de notre solution éthéro-alcoolique d'huile de croton à 1 %.

Le 22, urine de 24 heures : 230 c. c. de couleur acajou foncé ; urée, 36 gr. 57.

Le 23, urine de 24 heures : 320 c. c, urée 46 gr. 40.

Le 24, 310 c. c. d'urine émis en 24 heures contiennent 43 gr. 27 d'urée.

Le 12 avril (50 jours après l'opération), l'animal va très bien, il excrète en 24 heures 200 c. c. d'urine qui renferment 13 gr. 40 d'urée.

Ici encore nous voyons l'azoturie succéder à une névrite intense du bout central du vague droit ; la quantité d'urée éliminée en 24 heures peut atteindre le triple de la normale.

Il y a là un fait constant dont l'explication reste à trouver.

Cette azoturie excessive ne s'observe que pendant les premiers temps qui suivent l'opération. Un mois après, la composition de l'urine paraît redevenue normale.

β. — *Irritation chronique du bout périphérique.* — Les expériences d'irritation chronique du bout périphérique du nerf pneumogastrique nous ont jusqu'ici donné peu de résultats au point de vue des modifications éprouvées par l'élimination de l'urée urinaire.

Expérience V. — Chez une chienne qui, à l'état normal excrétait 12 à 15 gr. d'urée en 24 heures, nous avons injecté, le 24 février 1887, un peu de poudre de lycopode dans le bout périphérique du vague droit.

Le 25 février.	Urée en 24 heures	11 gr. 40
26 —	—	16 » 47
27 —	—	22 » 26
22 mars	—	19 » 88
24 mars	—	20 » 20

On voit que, par moments, la quantité d'urée a presque doublé ; mais la chienne était devenue polyphagique ; elle mangeait énormément et cette augmentation de l'urée paraît être due à cette alimentation excessive.

Expérience VI. — Chez un autre chien, opéré le 8 novembre 1887 de la même façon, (injection de lycopode dans le bout périphérique) nous avions noté comme quantité d'urée excrété normalement en 24 heures 8 à 9 grammes.

Le 9 décembre, l'animal qui mangeait beaucoup excrétait 17 gr. 60 d'urée.

Le 16 janvier 1888 son urine de 24 heures en contenait 19 gr. 20.

Puis, à partir du mois de mars, le chien fut pris de vomissements incoercibles, il se mit à maigrir et la quantité d'urée tomba à 4 gr. 40 le 8 avril et même à 2 gr. 20 le 18 avril, avant-veille de sa mort.

Nous avons donc observé une augmentation de l'urée au début et une grande diminution à la fin ; mais, à notre avis, ces modifications paraissent être sous la dépendance des troubles digestifs observés dans le cours de l'expérience ; l'augmentation de l'urée a en effet coïncidé avec de la polyphagie, tandis que la diminution a été observée au moment où, par suite de vomissements incessants, l'animal était presque complètement inanitié.

Nous pensons que, si le vague agit sur l'excrétion de l'urée urinaire, c'est non pas directement, mais par l'intermédiaire des troubles digestifs provoqués par l'irritation de son bout périphérique.

Nous allons compléter ce chapitre et terminer notre étude physiologique par un paragraphe dans lequel nous essayerons d'expliquer le mécanisme de la mort qui est consécutive à la double vagotomie.

DES CAUSES DE LA MORT QUI SUIT LA SECTION DES DEUX NERFS VAGUES

La mort qui survient d'une façon constante à la suite de la double vagotomie pratiquée *au cou* a depuis fort longtemps attiré l'attention des physiologistes.

Nous avons déjà parlé de la mort qui arrive très peu de temps après la section chez les animaux jeunes et qui, comme l'a montré *Legallois*, est due à l'asphyxie causée par l'occlusion complète de la glotte au moment de l'inspiration. Cette occlusion complète de la glotte, qu'on n'observe pas chez les animaux plus âgés, a pour cause une conformation anatomique spéciale des jeunes sur laquelle nous avons insisté.

En dehors de cette mort rapide dont le mécanisme est bien connu, on sait que les animaux adultes ou les jeunes qui respirent par une canule introduite dans la trachée succombent ordinairement de 2 à 4 jours après la double vagotomie. La survie peut être un peu plus longue ; nous avons vu un chien qui n'est mort qu'au bout de dix jours et M. *Philipeaux* en a observé un qui a vécu trois semaines après la section.

Chez les oiseaux et chez les reptiles, la vie peut se prolonger encore plus longtemps, mais la mort n'en arrive pas moins fatalement.

Quelles sont les causes de cette mort ?

Dans notre longue étude nous avons vu que le pneumogastrique contribue à innerver les trois grands appareils de l'économie : l'appareil digestif, l'appareil de la circulation et l'appareil de la respiration. Il tient donc sous sa dépendance la plupart des organes qui constituent ces différents appareils et, comme sa section entraîne des troubles fonctionnels et des altérations organiques dans tous les viscères, il s'agit de rechercher à quelles lésions appartient le rôle prépondérant dans le mécanisme de la mort.

La digestion est évidemment modifiée après la section des vagues, mais elle n'est pas suspendue ; les sécrétions continuent à se faire, les mouvements du tube digestif ne sont pas complètement abolis et l'absorption continue à se produire. Ce n'est pas là qu'il faut rechercher la cause de la mort et l'opinion des anciens auteurs, qui, comme *de Blainville* et *Provençal*, croyaient que les animaux vagotomisés mouraient de faim, doit être rejetée. En effet, même en supposant que les chiens ne s'alimentent plus du tout, on ne peut pas admettre qu'ils succombent à l'inanition au bout de 2 ou 3 jours, puisque cette cause n'entraîne habituellement la terminaison fatale qu'au bout d'un temps beaucoup plus long (30 ou 40 jours).

Les modifications éprouvées par l'organe central de la circulation ne peuvent pas non plus expliquer la mort. Le cœur n'est pas arrêté après la section des pneumogastriques, il est au contraire accéléré, et la dégénérescence graisseuse de quelques fibres cardiaques observée après cette opération n'est pas une lésion suffisante pour empêcher le fonctionnement du viscère.

Restent donc les troubles apportés à la fonction respiratoire. *Legallois* croyait que la mort était toujours due à des lésions pulmonaires. On trouve, en effet, dans un grand nombre de cas, une congestion œdémateuse intense et de la broncho-pneumonie qui sont des causes suffisantes de mort.

Nous avons parlé des grosses lésions pulmonaires (noyaux de broncho-pneumonie, gangrène) observées après la vagotomie et dues à la pénétration de liquides et de parcelles alimentaires dans les canaux bronchiques. Les altérations dues à cette cause peuvent évi-

doivent, à elles seules, déterminer la mort, mais elles sont loin d'exister dans tous les cas et leur défaut de constance ne permet pas de les considérer comme l'unique cause de la terminaison fatale consécutive à la section des deux nerfs pneumogastriques.

P. Bert est d'avis qu'il faut presque toujours attribuer la mort consécutive à la section des vagues, non à la suppression des filets moteurs pulmonaires (la section des racines du spinal d'où ils viennent n'entraîne pas la mort), mais à celle des filets centripètes. Ceux-ci enlevés, le rhythme respiratoire est troublé parce que le centre nerveux respiratoire ne communique plus avec les poumons et ne reçoit plus d'eux les avertissements habituels. Ils se produit alors des mouvements exagérés qui deviennent l'origine des altérations pulmonaires connues et de la mort qui en est la conséquence.

Cependant il est des cas qui ne sont pas très rares où les altérations sont peu intenses ou mêmes nulles et cependant on voit la mort survenir de telle sorte que *Cl. Bernard* a pu dire que « lorsqu'on a coupé les pneumogastriques à un animal, la mort qui survient n'est pas nécessairement la conséquence de l'asphyxie » ; Bert pense qu'alors elle peut être causée par une excitation exagérée des bouts centraux coupés (inflammation, compression par les tissus).

Mais ce n'est là qu'une hypothèse. Nous croyons qu'il faut chercher ailleurs l'explication du mécanisme de la mort dans les cas où l'autopsie ne révèle pas l'existence de lésions anatomo-pathologiques graves du côté des poumons.

Cl. Bernard a noté qu'après la double vagotomie la température baissait et en même temps il a constaté que le foie finissait par ne plus contenir ni glycose ni matière glycogène. Il pense que ce dernier phénomène est dû à ce que les excitations qui proviennent du poumon et qui déterminent la fonction glycogénique du foie ne peuvent plus se transmettre à cet organe, puisque les fibres centripètes sont coupées.

De notre côté, nous avons insisté sur le ralentissement considérable des échanges organiques et sur la disparition presque complète de la glycose dans le sang et dans les tissus. Ce sont là autant de facteurs qui suffisent à nous mettre sur la voie d'une explication du mécanisme de la mort consécutive à la double vagotomie.

En effet, le sucre est indispensable pour entretenir la chaleur animale et les combustions organiques ; s'il disparaît, la mort doit se produire fatalement par arrêt de la nutrition.

C'est donc, à notre avis, dans les troubles apportés à la nutrition intime qu'il faut rechercher les causes de la terminaison fatale dans les cas où l'autopsie ne révèle pas de lésions suffisantes pour l'expliquer.

On admet actuellement que la section des pneumogastriques *au-dessous des poumons* n'entraîne pas la mort de l'animal. Les recherches que nous avons faites nous ont donné des résultats contraires à l'opinion classique.

Au début nous avions pratiqué la section des vagues dans le thorax par la méthode et avec les instruments employés par Bernard ; mais, malgré l'antisepsie la plus rigoureuse, nous n'avions pu conserver nos animaux qui succombaient à une pleurésie double.

En présence de ces insuccès nous nous sommes décidés à faire la *résection* de tous les rameaux des pneumogastriques au niveau du cardia au dessous du diaphragme.

En agissant ainsi, nous avons évité les accidents post-opératoires et, dans quatre expériences faites sur des chiens, nous avons obtenu une survie variable, mais la mort a cependant eu lieu au bout d'un temps plus ou moins long qui, jusqu'ici, n'a pas dépassé trois mois.

Dans deux cas, la mort est survenue dans les huit jours et nous avons constaté à l'autopsie, faite très peu de temps après la mort, que le foie ne contenait plus ni glycose, ni substance glycogène.

Dans les deux autres expériences, un chien a succombé après trois semaines, et un autre a survécu pendant trois mois. Les symptômes observés pendant la vie chez ces animaux ont été : de l'anorexie, des vomissements, quelques lésions cutanées (chute des poils, apparition de squames, prurit), de l'albuminurie légère et un amaigrissement progressif, qui est extrême au moment où l'animal succombe.

A l'autopsie, nous avons encore constaté l'absence complète de la glycose et du glycogène dans l'organe hépatique. Le sang, analysé peu de jours avant la mort, ne contenait plus que des traces de sucre (0 gr. 10 p. 1000).

L'examen des viscères a montré que le foie, le rein et l'estomac étaient le siège de lésions anatomiques qui, à l'œil nu, paraissaient de nature congestive.

L'estomac a présenté des ulcérations de la muqueuse chez un chien qui a succombé au bout de huit jours.

L'examen histologique nous a montré que ces trois organes étaient atteints d'altérations identiques à celles qui succèdent aux sections et aux irritations des vagues au cou, c'est-à-dire : pour l'estomac, un début de sclérose de la muqueuse ; pour le rein, une hyperplasie conjonctive péri-vasculaire, et pour le foie, une congestion artérielle avec lacunes intra-hépatiques.

Nos expériences montrent donc que la section des deux vagues, pratiquée au-dessous du diaphragme, produit des troubles trophiques dans les trois viscères abdominaux dont nous venons de parler. De plus, à la suite de cette opération, la glycose disparaît progressivement du sang et la fonction glycogénique du foie semble abolie.

Nous ne pouvons expliquer les résultats contraires obtenus par d'autres expérimentateurs qui ont constaté la survie que par une section incomplète des rameaux ou la régénération des nerfs après la simple section. C'est pour cela qu'il est important de faire des résections aussi étendues que possible et de ne laisser échapper aucun rameau nerveux.

Si on compare les phénomènes et les lésions observés par nous à ceux qu'on constate dans les cas de section des vagues au cou, il est facile de comprendre pourquoi la survie de nos animaux est plus longue.

La section au niveau du cardia ne retentit, en effet, que sur les organes abdominaux (foie, reins et estomac), tandis que, dans les cas de section dans la région cervicale, les organes thoraciques (poumons et cœur) sont également influencés.

TROISIÈME PARTIE

RÉSUMÉ DE LA PHYSIOLOGIE DU PNEUMOGASTRIQUE.

Le pneumogastrique est un nerf mixte, sensitif et moteur dès son origine. Les recherches anatomiques de Mathias Duval, les expériences de Bernard, Brown Séquard, Van Kempen, Chauveau, Jolyet le prouvent surabondamment.

A sa sortie du crâne les rameaux internes du spinal se confondent avec lui et à partir de ce point c'est le nerf vago-spinal qu'on a à étudier.

Action sensitive ou centripète.

Le vague est le nerf sensible de la plupart des viscères abdominaux et thoraciques et, par ses fibres centripètes, il est le point de départ d'actes réflexes nombreux qui, par des voies diverses, vont produire des mouvements dans ces viscères et des modifications dans leurs fonctions.

Le *larynx* reçoit la sensibilité, pour sa portion supérieure, du laryngé supérieur et, pour sa portion inférieure, de l'anastomose de Galien, qui n'est elle-même qu'une branche du laryngé supérieur.

Il existe dans *les bronches* et dans tout *le poumon* des filets nerveux sensitifs provenant du vague et naissant, pour la plupart, du laryngé supérieur par l'anastomose de Galien. Ces filets nerveux paraissent être de deux ordres : les uns inspirateurs, les autres expirateurs, les premiers réagissant plus facilement sous l'influence des excitants, de sorte que la faradisation centripète du vague produit le plus souvent un arrêt de la respiration en inspiration.

L'irritation des terminaisons sensitives du pneumogastrique dans le poumon donne lieu à de nombreux phénomènes réflexes qui, par diverses voies, vont agir sur le poumon lui-même, sur le cœur et sur la circulation générale.

Le vague donne au *cœur* une sensibilité obtuse et ses filets sensitifs principaux sont contenus dans le *nerf dépresseur* ou nerf de Cyon, dont l'excitation centripète détermine, par effet réflexe, un ralentissement des battements du cœur et un abaissement énorme de la pression artérielle. D'après Fr. Franck, il existerait d'autres fibres sensitives se terminant à la surface de l'endocarde ; leur excitation amènerait l'accélération du cœur et la vaso-constriction des vaisseaux.

L'irritation des filets sensitifs cardiaques provoque l'apparition d'actes réflexes importants qui déterminent des troubles fonctionnels variés du côté du cœur lui-même, du côté de la respiration (arrêt) et même sur l'ensemble de l'économie (convulsions générales).

Le pneumogastrique donne également la sensibilité à *la base de la langue*, *au voile du palais*, au *pharynx*, à l'*œsophage* (réflexes de la déglutition, du vomissement).

On pense que l'*estomac* reçoit sa sensibilité du vague et que l'excitation des terminaisons sensitives de ce nerf à la surface de la muqueuse stomacale peut provoquer le vomissement et la toux (toux gastrique).

Pour les autres viscères abdominaux (intestin, foie, rein, etc.), on ne sait rien de précis sur leur innervation sensitive.

Mais le pneumogastrique, comme nerf centripète, peut donner lieu à des manifestations du côté de ces organes.

Nous avons montré que l'excitation centripète du vague amenait dans le *foie* une augmentation de la sécrétion biliaire et de la pression intra-hépatique. On sait que dans ce cas la fonction glycogénique du foie est activée.

Du côté du *pancréas* la même excitation centripète pourrait provoquer l'arrêt de la sécrétion pancréatique.

Enfin la rate se contracte vivement quand on excite le bout central du vague ou du laryngé supérieur.

Action motrice ou centrifuge.

Le pneumogastrique exerce une action directe centrifuge sur presque tous les viscères. Il préside en partie à leurs mouvements et paraît également agir sur la contractilité de leurs vaisseaux. Il joue donc un rôle moteur et un rôle vaso-moteur.

Le *larynx* reçoit en grande partie son innervation motrice des récurrents ; il reçoit également quelques fibres centrifuges motrices du laryngé supérieur et d'une branche du plexus pharyngé (nerf laryngé moyen).

Le vague envoie au *poumon* des filets nerveux moteurs. Sa section entraîne la paralysie des fibres musculaires pulmonaires ; l'excitation de ses filets centrifuges les fait contracter. Ces faits sont mis en évidence par les expériences de d'*Arsonval* qui montrent que le vide pleural diminue après la section, tandis qu'il augmente un peu pendant l'excitation.

Le pneumogastrique fournit au *cœur* des filets nerveux moteurs centrifuges. Ceux-ci paraissent être de deux ordres : les uns modérateurs ou inhibiteurs, les autres accélérateurs. Les filets modérateurs exerceraient une influence prépondérante sur les mouvements du cœur (arrêt en diastole) et c'est l'action modératrice qui serait la plus facile à mettre en évidence, l'action accélératrice ne se produisant que dans certaines conditions déterminées.

L'innervation motrice du *voile du palais*, du *pharynx* et de l'*œsophage* est en grande partie fournie par le pneumogastrique.

Le nerf vague envoie des fibres motrices à l'*estomac* et l'excitation de son bout périphérique provoque des contractions stomacales énergiques.

Le pneumogastrique est le principal nerf moteur de l'*intestin grêle*. Pour *Ehrmann*, il exciterait les fibres circulaires et paralyserait les fibres longitudinales, le splanchnique ayant une action inverse. Pour *Bernard*, le splanchnique serait le nerf sensitif et le pneumogastrique le nerf moteur de cette portion du tube digestif.

La *rate* reçoit aussi probablement des filets moteurs du vague ; l'excitation centrifuge de ce nerf provoque en effet des contractions des cloisons musculaires de l'organe.

Mais le rôle joué par le vague comme nerf centrifuge ne se borne pas là et, en parlant de son action vaso-motrice, nous allons voir qu'il agit encore sur la plupart des autres viscères.

Action vaso-motrice.

Chez la grenouille nous avons vu se produire, à la suite de la section des vagues, une dilatation vasculaire très nette à la surface du *poumon*. Il est donc probable que le vague exerce une action vaso-motrice sur cet organe.

L'influence vaso-motrice du pneumogastrique sur le *cœur*, affirmée par *Brown-Séquard*, a été niée par la plupart des physiologistes. Nous réservons notre opinion sur ce point.

Nous croyons avoir mis en évidence la présence dans le pneumogastrique de filets vaso-constricteurs destinés à l'*estomac* en montrant que son excitation amène la pâleur de l'organe, la constriction de ses vaisseaux et le ralentissement de la circulation, tandis que sa section produit une dilatation vasculaire.

Les mêmes observations faites à propos de l'*intestin grêle* et en outre l'élévation de la pression artérielle générale qui se produit quand on excite le vague au-dessous du diaphragme nous ont conduits à admettre que le pneumogastrique renfermait des fibres vaso-constrictives se rendant à l'intestin grêle.

Il est très difficile de mettre en lumière le rôle vaso-moteur que joue peut-être le nerf vague vis-à-vis du *foie*. Nous croyons, par analogie, à une action vaso-constrictive directe, mais nous n'avons pu en donner la preuve expérimentale.

Pour la *rate* l'excitation du bout périphérique du vague ralentit la circulation dans l'organe splénique et on peut songer également à une action vaso-constrictive analogue à celle exercée sur les autres viscères abdominaux.

Quant au *rein*, nos expériences prouvent qu'il reçoit du pneumogastrique une partie de son innervation vaso-motrice. L'arrêt de la sécrétion urinaire, l'arrêt de l'écoulement du sang par la veine rénale, la diminution de pression dans l'intérieur de l'organe, l'augmentation de la pression artérielle générale pendant la faradisation du bout périphérique du pneumogastrique sont des preuves suffisantes pour démontrer l'existence dans ce nerf de fibres vaso-constrictives destinées à l'organe excréteur de l'urine.

Influence trophique.

Le nerf vague, soit par lui-même, soit parce qu'il sert d'intermédiaire aux centres, paraît exercer une influence trophique très nette sur la plupart des organes auxquels il se distribue.

Nos expériences de névrites expérimentales du pneumogastrique nous ont permis de mettre cette action en évidence dans un grand nombre de cas.

A la suite de la paralysie des vagues ou des récurrents, les muscles du *larynx* sont atrophiés.

Le *poumon*, après la vagotomie, est le siège d'altérations congestives et inflammatoires intenses. Ces lésions sont dues en grande partie à l'introduction dans les bronches de liquides ou de substances alimentaires. Mais l'atrophie des fibres musculaires pulmonaires, qu'on observe après cette opération, ne peut être expliquée que par une influence trophique exercée sur elles par le vague ou son centre.

Du côté du *cœur* on a constaté la dégénérescence graisseuse des fibres musculaires cardiaques à la suite de la section des vagues. Dans nos recherches sur les lésions trophiques consécutives aux névrites expérimentales du pneumogastrique, nous avons vu que l'organe central de la circulation présentait, surtout au niveau des piliers, des îlots de myocardite interstitielle péri-vasculaire.

Dans les mêmes études nous avons observé que l'*estomac* était lésé dans sa couche muqueuse qui était le siège d'une sorte de sclérose périglandulaire avec dissociation progressive des éléments épithéliaux et que, dans l'*intestin grêle*, la couche sous-muqueuse était, dans certaines portions, presqu'uniquement constituée par des éléments nucléaires répandus autour des glandes.

Les lésions du *foie* constatées à la suite des névrites artificielles du vague sont des plus nettes : il y a de la congestion artérielle, de la dilatation des capillaires, un aplatissement des cellules irrégulièrement distribué et l'altération peut aller jusqu'à la formation de lacs sanguins.

Le *pancréas* est un peu congestionné, le tissu conjonctif qui enveloppe les acini est un peu plus marqué qu'à l'état normal ; en outre, les cellules épithéliales sont légèrement granuleuses.

Du côté du *rein* les altérations sont des plus constantes. Cet organe présente des lésions épithéliales et interstitielles ; il y a de la sclérose péri-artérielle, de la dilatation des glomérules et des dégénérescences hyaline, graisseuse et vitreuse dans la zone intermédiaire.

Nous avons montré qu'outre ces actions multiples sur les viscères thoraciques et abdominaux le pneumogastrique exerçait une influence manifeste sur la *nutrition élémentaire*. Sa section a pour conséquence une diminution considérable des combustions intimes, tandis que son irritation paraît les activer.

La *mort* qu'on observe à la suite de la double vagotomie, lorsqu'elle n'est pas causée par des altérations pulmonaires, ou chez les jeunes, par l'occlusion complète de la glotte, doit être attribuée à l'arrêt de la nutrition. Il résulte de nos expériences qu'elle a lieu non seulement après la section des vagues au cou, mais aussi après la résection de tous les filets de ces nerfs à la sortie du thorax au niveau du cardia. Elle doit tenir également dans ce cas à un arrêt de la nutrition (disparition de la glycémie et de la glycogénie hépatique) et aux altérations anatomiques constatées dans les principaux viscères abdominaux.

QUATRIÈME PARTIE

ÉTUDE DE PHYSIOLOGIE PATHOLOGIQUE.

Nous en avons fini avec l'étude physiologique proprement dite. Comme nous le disions au début, nous avons surtout essayé de faire un travail original en dirigeant nos recherches du côté du pneumogastrique abdominal. Sans nous exagérer l'importance des faits nouveaux signalés, nous croyons cependant que la pathologie pourra en retirer certains bénéfices et nous espérons que la brève étude de physiologie pathologique, par laquelle nous allons terminer notre travail, montrera que les données fournies par l'expérimentation peuvent être utilisées en pathologie.

Nous parlerons peu des troubles fonctionnels des organes thoraciques qui sont sous la dépendance du vague. Ce sont là des questions assez bien connues à l'heure actuelle. Suivant le programme que nous nous sommes tracés en commençant, nous nous bornerons à insister sur les résultats nouveaux qui résultent de nos recherches personnelles et, comme le foie et le rein ont surtout attiré notre attention dans l'étude physiologique, ce sont seulement certains troubles qui sont sous la dépendance de ces deux organes dont nous essaierons d'établir la pathogénie.

Nous étudierons donc le diabète et l'albuminurie.

CHAPITRE PREMIER

PATHOGÉNIE DU DIABÈTE

Symptômes et lésions anatomo-pathologiques observés a la suite de la névrite expérimentale des pneumogastriques.

Malgré les nombreux travaux qui ont suivi la féconde découverte de *Bernard* sur la glycogénie animale, la pathogénie du diabète est encore, à l'heure actuelle, l'une des questions les plus obscures de la médecine.

Sans doute, nous connaissons d'une manière à peu près complète les divers moyens de réaliser, chez un animal, l'accumulation du sucre dans le sang et son apparition dans les urines.

Mais, quand on cherche à transporter dans le domaine de la clinique les données fournies par l'expérimentation, on se heurte à des difficultés presque insurmontables.

Il ne faut pas s'attendre, en effet, à trouver entre les phénomènes pathologiques et les faits que fournit la clinique une identité absolue.

Vouloir faire, entre le diabète clinique et les glycosuries expérimentales telles qu'on les a produites jusqu'ici, une assimilation étroite serait commettre une erreur.

Entre la complexité d'un processus pathologique et

la simplicité schématique d'un fait expérimental, il y a une différence essentielle qu'il importe de ne pas oublier.

Aussi pensons-nous qu'il est utile, avant d'aborder l'étude que nous nous proposons de faire ici, de définir le diabète clinique tel que nous le concevons avec son ensemble de symptômes et son cortège de lésions. Nous verrons ensuite dans quelles conditions expérimentales il conviendra de se placer pour réaliser chez l'animal un complexus pathologique qui soit aussi voisin que possible du diabète clinique.

Nous rappellerons tout d'abord cette vérité non discutable, mais trop souvent oubliée, qu'on doit, en l'absence d'une notion étiologique certaine, définir une maladie par l'ensemble de ses manifestations sans attacher à l'un quelconque des symptômes une valeur pathognomonique.

Sans vouloir discuter, par exemple, l'importance essentielle de la glycosurie dans le diabète, nous sommes en droit de nous demander, aujourd'hui, si l'apparition du sucre dans les urines ne serait pas seulement l'un des symptômes essentiels, mais non le seul, qui puisse servir à caractériser le diabète clinique.

C'est ainsi qu'on arrive, avec la plupart des auteurs modernes, à voir dans la maladie qui nous occupe un trouble général de la nutrition à mécanisme encore indéterminé, dans lequel le trouble de la fonction glycogénique ne serait qu'une manifestation, éloignée peut-être, d'une lésion primitive dont le siège reste seul à déterminer.

Il est difficile de ne pas admettre cette hypothèse si l'on songe que la glycosurie, ou mieux le diabète confirmé, est toujours précédée de symptômes qui, pour être fugaces et inconstants, n'en ont pas moins leur valeur.

Les troubles gastriques, l'affaiblissement musculaire, l'embonpoint précoce des malades atteints de cette affection précèdent en effet, souvent de fort loin, l'apparition de la glycose, et signalent, pour ainsi dire, au clinicien l'imminence morbide des accidents diabétiques.

D'autre part, les affinités morbides du diabète avec d'autres troubles pathologiques sont trop fréquents pour qu'on puisse y voir une simple coïncidence.

Sans parler de la parenté étroite du diabète et des diverses manifestations de l'arthritisme en tant que diathèse, il est fréquent de voir coexister, dans le diabète, l'albuminurie et la glycosurie.

L'anatomie pathologique a même été plus loin et nous a montré que les lésions rénales étaient, contrairement à toute attente, plus régulières et plus constantes que les lésions hépatiques.

D'autre part, les altérations du pancréas chez les diabétiques sont assez fréquentes pour que certains auteurs, et en première ligne *Lancereaux*, aient cru pouvoir baser sur ce fait une théorie pathogénique.

Au lieu d'admettre, comme on tend inconsciemment à le faire, sans pourtant l'affirmer, que toutes ces lésions sont consécutives à la glycosurie, il nous semble aussi naturel et peut-être plus logique de rechercher si la glycosurie du diabète essentiel ne serait point une manifestation d'une lésion plus générale dont il reste à déterminer et à préciser le siège.

Nous nous trouvons ainsi conduits à envisager le diabète comme une entité morbide spéciale, caractérisée au point de vue clinique par un trouble général de la nutrition tenant sous sa dépendance la glycosurie, l'azoturie, les troubles gastro-intestinaux et les autres manifestations signalées dans le cours de cette affection.

Comme anatomie pathologique, nous dirons que le diabète est défini par un ensemble de lésions dans lesquelles le rein, le foie, le cœur, le pancréas sont simultanément et au même titre atteints de modifications morphologiques d'un type spécial.

Il reste dès lors à se demander quel est le mécanisme au moyen duquel des organes si disparates se trouvent en même temps lésés.

C'est ici que peut intervenir la physiologie expérimentale. Si l'on compare les résultats qu'elle nous a fournis avec les observations de la clinique, on ne tarde pas à voir que successivement et pris isolément, la plupart des symptômes du diabète ont été reproduits par des lésions siégeant dans la zône d'innervation sensitive ou motrice du nerf *pneumogastrique*.

C'est ainsi, par exemple, que la polyphagie a été observée par *Bernard* et par *Sédillot* chez les animaux vagotomisés.

Chez l'homme, *Guttmann*, *Bigardi*, *Romberg* ont vu le même symptôme se produire à la suite de lésions du nerf de la dixième paire.

La polyurie et l'azoturie qui caractérisent à elles seules un syndrome morbide voisin du diabète, et que, pour rappeler cette analogie, on a désigné depuis longtemps sous le nom de diabète insipide, ont été observées chez l'homme à la suite de traumatismes du nerf vague.

Enfin, la glycosurie elle-même, ainsi que *Laffont* l'a montré, ainsi qu'en témoignent les observations de *Poniklo* et de *Giovanni*, peut résulter d'une irritation passagère ou durable des nerfs pneumogastriques.

On se trouve ainsi conduit, comme le pensait tout d'abord Bernard, à rechercher si la glycosurie ne pourrait pas dépendre d'une altération siégeant sur un point quelconque de la zone d'innervation des nerfs vagues.

C'est pour vérifier ces idées théoriques que nous avons entrepris, depuis plusieurs années, la série d'expériences qui fait l'objet de ce chapitre.

ÉTUDE HISTORIQUE ET CRITIQUE

Il est utile, pour établir des comparaisons entre nos expériences personnelles et les recherches antérieures, de passer rapidement en revue les diverses théories émises sur la question qui nous occupe par les auteurs qui ont étudié ce point spécial de pathologie expérimentale.

La théorie glycogénique de Bernard, étant aujourd'hui admise sans conteste par tous les physiologistes, doit être le point de départ de toute théorie pathogénique. Il est donc inutile de nous appesantir sur les idées anciennes fondées sur la négation ou sur l'ignorance de ce principe fondamental.

Il n'y a plus, en effet, aujourd'hui, d'autre intérêt qu'un intérêt historique à attacher aux idées de *Rollo* sur l'origine gastro-intestinale du sucre diabétique, et, malgré l'appui apporté plus tard à cette manière de voir par *Bouchardat*, elle ne mérite plus d'être discutée. Nous en dirons autant de la théorie chimique de *Mialhe* qui, fondée sur l'idée erronée de l'acidité du sang chez les diabétiques, a amené pourtant des résultats thérapeutiques heureux à l'aide de la médication alcaline.

Nous ne devons pas non plus nous arrêter aux théories successives imaginées par *Pavy*, puis par *Schiff* qui, niant l'existence du sucre à l'état physiologique, partent d'un point de vue erroné, et se servent d'hypothèses inutiles pour expliquer la présence en excès de la glycose dans l'organisme.

Quel que soit le mécanisme de la transformation du glycogène en sucre ; que cette fonction s'accomplisse ou non par l'intermédiaire d'un ferment, il nous suffit de savoir que le foie est l'organe essentiel chargé de cette fonction.

Sans doute, d'autres organes que le foie possèdent une propriété analogue ; mais il n'en est pas moins vrai que le foie, par son volume, son importance physiologique prépondérante, peut être considéré comme le foyer principal de la production de la substance glycogène.

La théorie de *Zimmer*, qui est aussi celle de *Weiss et Dock*, mériterait un plus long examen. En effet, il est fort possible que, dans le diabète, le foie ait perdu en partie sa puissance d'assimilation par rapport aux matériaux sucrés provenant de l'alimentation.

Pour notre part, cette idée théorique nous semble correspondre à un fait réel ; mais, s'il y a dans le diabète glycosurie alimentaire plus facile, il est impossible de soutenir, avec quelque apparence de raison, que le sucre urinaire provient en totalité de cette perversion de la fonction fixatrice du parenchyme hépatique.

La persistance de la glycosurie, malgré une alimentation animale, la quantité si considérable de cette matière perdue journellement par certains malades, montre bien que la cause essentielle de la maladie reconnaît une autre origine.

Deux théories seulement, à notre avis, méritent d'être examinées : ce sont la théorie de l'hypersécrétion soutenue par *Bernard* et celle du ralentissement de la nutrition fondée sur les expériences de *Voit* et de *Pettenkofer*, si bien défendue et si clairement exposée par M. le professeur *Bouchard*, dans ses remarquables leçons sur les maladies par ralentissement de la nutrition.

Bien que portés par nos expériences personnelles à nous rallier à la théorie de Bernard, il est indispensable que nous résumions les critiques que l'on peut faire à la conception ingénieuse de Voit et de Pettenkofer.

Ces derniers auteurs, ayant étudié la valeur des échanges nutritifs chez l'homme à l'état de santé ou de maladie, ont constaté que la proportion d'oxygène absorbée, qui peut servir de mesure à l'activité de la nutrition, était, chez les diabétiques, singulièrement diminuée.

Ils ont vu que la quantité d'oxygène absorbée tombait à 680 gr. par vingt-quatre heures chez le diabétique, le chiffre normal étant de 832 gr.

Gaethgens a vu la diète faire tomber ce chiffre à 350 gr.

Par conséquent, il semble démontré que la nutrition est moins active chez le diabétique que chez l'homme sain.

Se basant sur ces recherches, Voit et Pettenkofer ont supposé que, en raison du manque d'oxygène, la combustion de la glycose dans l'organisme subirait une réduction notable qui serait d'autant plus accentuée que cet oxygène servirait à brûler une partie des matériaux quaternaires sous forme d'urée. Ainsi se trouverait expliquée l'azoturie coëxistant avec la glycosurie chez les malades atteints de diabète.

Cette théorie peut séduire au premier abord, mais elle a l'inconvénient grave d'être impuissante à expliquer pourquoi la déperdition en glycose dans certains cas peut dépasser le chiffre physiologique de la dépense journalière de cette substance.

L'expérimentation est d'ailleurs contraire à cette manière de voir.

Dans l'asphyxie, où les combustions sont réduites à leur minimum, il peut y avoir glycosurie, mais l'accumulation du sucre dans le sang en pareil cas est si soudaine et si prompte que l'insuffisance de combustion ne peut, à elle seule, expliquer cette « *pluie de sucre* » qu'ont signalée *P. Bert* et *Dastre*.

De plus, il résulte d'expériences récentes faites par notre maître M. *Quinquaud*, avec l'aide de l'un de nous, que les faits énoncés par Pettenkofer et Voit, relativement au ralentissement des échanges respiratoires chez les diabétiques, mériteraient d'être soumis à un nouvel examen. En effet, des recherches analogues faites par M. Quinquaud lui ont montré que, chez les diabétiques non obèses, si l'on avait soin de tenir compte du poids de ces malades et du temps pendant lequel ils respiraient, on trouvait que, par kilogramme et par heure, les chiffres de l'acide carbonique exhalé et de l'oxygène absorbé correspondaient aux chiffres de l'état normal. Chez les diabétiques obèses, au contraire, il y aurait une légère diminution que l'on rencontre également chez les obèses non diabétiques et qui paraît tenir à la présence dans l'organisme d'une substance à peu près inerte, au point de vue des échanges, la graisse.

Enfin, il faudrait supposer, pour mettre les faits en concordance avec la théorie que, dans le diabète vrai, l'azoturie marche de pair avec la glycosurie. Or la clinique nous montre, au contraire, que non seulement il n'y a pas parallélisme, mais encore qu'il peut exister des variations dans un sens absolument inverse.

En admettant même la réalité de la théorie de Voit et Pettenkofer, malgré les objections fondamentales qu'on peut lui opposer, la difficulté ne serait point écartée, mais simplement déplacée, car il faudrait trouver la cause première de ce ralentissement des phénomènes nutritifs.

La théorie de Bernard, celle de l'hypersécrétion glycogénique, est plus vraisemblable, bien qu'à l'heure actuelle elle semble impuissante à expliquer autre chose que le symptôme le plus important du diabète, c'est-à-dire la glycosurie.

Pour entraîner la conviction et rallier à cette théorie l'ensemble des cliniciens, il faudrait, et c'est ce que nous nous sommes efforcés de faire, montrer comment il est possible de produire simultanément la glycosurie permanente ou durable en même temps que le cortège de symptômes et de lésions qui, habituellement, l'accompagnent dans le diabète vrai.

En effet, les expériences de Bernard nous ont appris que non seulement le foie formait du sucre à l'état normal et qu'il contenait du glycogène, mais encore que l'accumulation du glycogène et sa transformation étaient soumises à l'influence du système nerveux.

Dès lors, étant admis et démontré que le foie est une glande ayant pour principale fonction de sécréter du sucre et que cette fonction a pour régulateur le système nerveux, il semble, tout d'abord, que l'interprétation pathogénique du diabète soit facile à préciser.

Mais la difficulté commence à partir du moment où l'on veut localiser exactement le centre d'où doit partir le trouble de l'innervation viscérale pouvant provoquer l'hypersécrétion hépatique.

En effet, si l'on s'en rapporte aux premières expériences de *Bernard*, aux recherches ultérieures de *Laffont*, on est porté à croire que la régulation de la fonction glycogénique et par conséquent le point de départ possible de la glycosurie, est située sur un arc réflexe comprenant les branches thoraciques du pneumogastrique, sa portion cervicale, son centre bulbaire et se terminant par des filets qui traversent la moelle jusqu'au renflement brachial d'où ces filets émergeraient au niveau des racines dorsales pour aller jusqu'au foie par le trajet des splanchniques.

Cet arc réflexe glycogénique cardio ou pneumo-hépatique est relativement simple et il est facile de comprendre comment une lésion irritative siégeant sur une partie quelconque de son trajet pourrait entraîner la glycosurie durable.

Sans entrer dans le détail des expériences que nous avons tentées dans ce sens, nous nous contenterons de dire que, soit en lésant les bouts centraux des vagues, soit en déterminant une névrite radiculaire des premières paires dorsales, soit en liant les splanchniques ou les nerfs du foie, nous avons pu, dans la plupart des cas, sinon dans tous, provoquer une mellilurie d'assez longue durée.

Les recherches que nous avons poursuivies dans ce sens viennent donc à l'appui des données fournies par les travaux de *Schiff*, de *Pavy* et d'*Eckhart* dont elles expliquent les résultats en les complétant sur certains points.

Mais si l'on avance plus avant dans la question, on ne tarde pas à se convaincre que les lésions les plus diverses du système nerveux peuvent avoir sur l'apparition de la glycosurie une influence évidente ou, autrement dit, que l'arc réflexe de Bernard et de Laffont, s'il est le plus important au point de vue physiologique, n'est point le seul à agir sur la fonction glycogénique.

Les piqûres du pont de Varole, des pédoncules, des faisceaux moteurs de la moelle en diverses régions, tout aussi bien que les irritations du sciatique et des nerfs sensibles, ainsi que Schiff l'a montré, peuvent, à l'état pathologique, exagérer, momentanément le plus souvent, d'une manière durable quelquefois, la sécrétion du sucre et produire ainsi la glycosurie.

Tout en adoptant les idées de Bernard au point de vue de l'existence d'une hypersécrétion glycogénique chez les diabétiques, ce qui, à l'heure actuelle, n'est point discutable à notre avis, on se trouve plus embarrassé quand on cherche à mettre ces données physiologiques en accord avec les faits cliniques.

En effet, les lésions nerveuses du diabète constatées à l'autopsie sont extrêmement variables.

Sauf quelques cas exceptionnels, elles sont, d'ailleurs, d'une telle nature : stéatose, sclérose artérielle, pigmentation, qu'on est en droit de se demander si elles sont primitives ou secondaires.

Cette objection présente une valeur d'autant plus

grande que, jusqu'à présent, on n'est parvenu, par l'un quelconque des procédés mis en usage depuis Bernard, qu'à produire un diabète passager et jamais, comme le fait remarquer Lecorché, un diabète vrai, c'est-à-dire une maladie ayant une évolution, des symptômes particuliers, des lésions organiques que les recherches d'*Ebstein*, d'*Armani*, d'*Erlich* en Allemagne et en Italie, de *Strauss* en France nous ont appris à mieux connaître.

Il y a donc, jusqu'à présent, entre le diabète expérimental et le diabète vrai, tel qu'on le connaît aujourd'hui, des différences capitales qui expliquent pourquoi la médecine n'a tiré jusqu'ici qu'un parti très restreint des admirables découvertes de Bernard, enrichies par les physiologistes modernes d'une série presque innombrable de faits nouveaux.

Pour combler cette lacune et rallier à la théorie de l'hypersécrétion la majorité des médecins, il était donc nécessaire de chercher à produire, par une lésion unique, non plus seulement la glycosurie, mais, en même temps qu'elle, le cortège de symptômes et de lésions qui caractérisent le diabète spontané.

Or, la plupart de ces symptômes, accessoires en quelque sorte du diabète envisagé comme une glycosurie chronique, sont, comme nous l'avons dit, des symptômes qui éveillent chez le physiologiste l'idée d'une lésion des nerfs vagues.

Il était donc naturel de chercher quels seraient les résultats qui suivraient, à plus ou moins longue échéance, les lésions expérimentales de ces nerfs.

Reprenant, avec des méthodes nouvelles, les premières expériences de Bernard sur l'influence des nerfs vagues comme nerfs glycogéniques, nous avons été conduits à des résultats qui nous paraissent de nature à réaliser les desiderata nombreux qui empêchaient, jusqu'à ce jour, d'admettre sans réserve la théorie nerveuse du diabète.

ÉTUDE EXPÉRIMENTALE.

C'est en nous inspirant des idées théoriques que nous venons d'émettre et en songeant à l'action que paraît exercer le pneumogastrique sur la presque totalité des organes viscéraux que nous avons été amenés à rechercher les phénomènes qui pouvaient apparaître si on provoquait une irritation permanente de ce nerf.

Mais, auparavant, il fallait imaginer un procédé permettant d'obtenir une lésion irritative permanente capable d'entretenir dans le tissu nerveux un trouble durable de sa nutrition. La présence d'une poudre inerte dans l'épaisseur de l'organe nous a semblé un bon moyen pour obtenir ce résultat et nous nous sommes arrêtés à la poudre de lycopode, qui est absolument insoluble et qui, une fois introduite dans l'épaisseur du nerf, s'y dissémine et va constituer un nombre considérable de petits points irritatifs.

Mais nous ne nous sommes pas bornés à ce seul procédé, et, dans certains cas où nous voulions provoquer des névrites plus intenses pour rendre l'évolution des phénomènes plus rapide, nous avons employé une substance fortement irritante et c'est l'huile de croton en solution éthéro-alcoolique à 1 pour 100 que nous avons choisie. Nous obtenons ainsi une inflammation extrêmement vive du nerf bientôt suivie de ramollissement avec tendance à l'envahissement des parties voisines du point infecté.

Dans d'autres cas où nous voulions avoir des effets moins accentués, nous nous sommes contentés de faire la simple ligature du nerf.

A l'aide de ces différents modes opératoires nous avons pu obtenir des névrites durables et nous allons exposer les résultats que nous avons obtenus.

Étant données les difficultés expérimentales que l'on rencontre quand on veut léser le pneumogastrique dans son trajet thoracique ou abdominal, nous avons choisi comme point d'élection, pour y pratiquer des lésions, le trajet cervical de ce nerf qui est en ce point seulement accessible à l'expérimentateur sans traumatisme trop grand.

Enfin, pour avoir des résultats comparables, nous avons toujours opéré sur le vague droit, quand nous ne voulions léser qu'un seul nerf.

Pour la facilité de la description, nous diviserons nos expériences en deux grands groupes. Dans le premier nous relaterons les observations de névrite simultanée des deux vagues et dans le deuxième nous rangerons les névrites unilatérales qui elles-mêmes seront divisées en sous-groupes suivant que nous étudierons les lésions du nerf dans la continuité ou celle des bouts soit central, soit périphérique.

§ I. — NÉVRITE SIMULTANÉE DES DEUX PNEUMOGASTRIQUES.

Les expériences faites sur les animaux auxquels on sectionnait en même temps les deux pneumogastriques ont montré que la survie était de très courte durée à la suite de l'opération et qu'elle dépassait rarement six à sept jours. En devait-il être de même dans les cas de lésions irritatives des deux nerfs sans section ? Pouvions-nous espérer, en employant notre procédé, conserver nos animaux et les observer pendant un certain temps ?

C'est ce qu'il importait de vérifier tout d'abord.

Expérience I. — Chien. Injection de poudre de lycopode dans les deux pneumogastriques non sectionnés au cou. — Mort six jours après.

Le 25 janvier 1888, dans la matinée, on met à nu au cou les deux pneumogastriques d'un vieux chien, et on injecte dans l'épaisseur de chacun d'eux un quart de centimètre cube environ d'eau distillée, contenant en suspension de la poudre de lycopode.

A partir de ce moment, le chien reste couché dans un coin sans manger, il se meut difficilement, s'affaiblit peu à peu et meurt dans la nuit du 1er au 2 février.

Son urine, au moment de la mort, est ictérique, légèrement albumineuse, non sucrée.

Autopsie. — *Poumons.* — Noyaux de broncho-pneumonie avec points purulents dans toute l'étendue du poumon gauche, surtout au sommet.

A droite, splénisation du lobe moyen, rien dans les autres lobes.

Les noyaux purulents font saillie sous la surface pleurale, qui paraît comme ulcérée à leur niveau.

Le *cœur* est légèrement jaunâtre et un peu gros.

Le *foie* est congestionné ; sa couleur rappelle celle du foie muscade.

L'*estomac* paraît sain, mais il est rempli d'un liquide verdâtre.

La *rate* est congestionnée et présente à sa surface des tumeurs saillantes qui paraissent correspondre à l'hypertrophie de quelques corpuscules.

Les *reins* sont friables, d'aspect un peu blanchâtre, de volume sensiblement normal. Leur surface de coupe, d'aspect jaunâtre, est parsemée de traînées vasculaires dans la substance intermédiaire et d'un pointillé rouge dans la substance corticale.

Examen histologique. — Il montre tout d'abord que, dans *le poumon*, les noyaux de broncho-pneumonie ne contiennent pas de micro-organismes et que la lésion ne peut par conséquent dépendre que d'un trouble trophique.

Dans *le foie* on constate une dilatation considérable des capillaires, une délimitation moins nette des lobules, une dégénérescence particulière des cellules, plus prononcée au niveau des veines sus-hépatiques.

Les cellules qui avoisinent les espaces portes paraissent granuleuses, à noyaux peu apparents et difficilement colorables ; celles du centre ont leur protoplasma rempli de vésicules arrondies, juxtaposées, refoulant le noyau vers la périphérie. Ces vésicules ne se colorent point par l'acide osmique. On note également un peu d'hépatite interstitielle au début.

Dans *le rein* on trouve d'abord des lésions conjonctives limitées au pourtour des vaisseaux (péri-artérite, périphlébite), l'épaississement de quelques capsules et l'infiltration nucléaire des glomérules. Du côté des épithéliums, on note des lésions multiples dans les tubes contournés : il y a tuméfaction trouble et desquamation des cellules épithéliales ; leurs contours sont peu nets, déchiquetés à leur surface libre, les noyaux difficilement colorables. Les glomérules sont congestionnés et on trouve quelques exsudats dans la capsule de Bowman.

On voit aussi dans quelques tubes des cylindres hyalins. Dans la zone intermédiaire, il y a une dilatation extrêmement marquée des vaisseaux droits et une poussée inflammatoire de noyaux à leur pourtour.

L'épithélium des anses de Henle est granuleux comme celui des tubes contournés. Dans certains tubes, l'épithélium est au contraire transparent, comme hyalin, les cellules sont plus petites, et à noyaux plus fortement colorés sous l'influence du carmin.

En traitant les coupes avec des précautions convenables par la gomme iodée ou la solution alcoolique faible d'iode, on trouve dans quelques tubes des masses colorées en acajou au milieu du protoplasma cellulaire. Nous n'oserions, malgré cela, affirmer l'existence du glycogène, nous réservant de revenir sur ce point.

Expérience II. — Chien. Névrite simultanée des deux vagues. — Mort rapide.

Ce chien, opéré de la même façon que le précédent, le 30 janvier, est mort au bout de trois jours, après avoir présenté de l'anorexie, un affaiblissement extrême et un ralentissement très net du cœur à la fin. Son urine était albumineuse.

L'autopsie nous a montré de la congestion hépatique et des lésions rénales analogues à celles constatées dans l'expérience I. Les poumons étaient en partie hépatisés.

La névrite simultanée des deux vagues à l'aide d'injection de poudre de lycopode dans la continuité des nerfs détermine donc, chez le chien, un état général grave qui se termine promptement par la mort. Les troubles qu'on observe sont un ralentissement du cœur, une anorexie absolue et un état de faiblesse marquée. La mort survient en général dans les 5 ou 6 jours qui suivent l'opération. L'urine, examinée dans les derniers jours, est ictérique, albumineuse et ne paraît pas contenir de sucre. A l'autopsie on trouve des lésions viscérales multiples.

Il y a des noyaux de broncho-pneumonie dans les poumons. — Le foie, qui est congestionné, est le siège d'une hépatite interstitielle au début. Quant aux reins, ils sont atteints d'une forme spéciale de néphrite sur laquelle nous aurons à revenir.

Les expériences ainsi faites, eu égard à la marche rapide des accidents et à la gravité de l'état général, ne nous permettent pas d'observer quelque chose de bien net au point de vue des symptômes mais elles ne sont cependant pas inutiles et l'examen des organes après la mort nous a révélé des particularités intéressantes que nous allons retrouver chez des animaux opérés différemment et observés dans des conditions plus avantageuses.

§ 2. — NÉVRITE D'UN SEUL PNEUMOGASTRIQUE.

Nous avons en premier lieu opéré sur le nerf laissé intact de façon à obtenir une altération analogue à celles que l'on peut observer en clinique ; de plus, pour réaliser un syndrome à évolution plus rapide, nous nous sommes servis de l'huile de croton en injection dans le nerf. Cette substance fortement irritante produit, même très étendue, comme nous l'avons déjà dit, des névrites d'une intensité extrême.

Ces expériences ont été faites sur trois lapins et sur un chien et c'est le pneumogastrique droit, comme dans toutes nos autres expériences, qui a été lésé.

A. — *Névrite du vague droit laissé intact.*

Expérience III. — Lapin. — Névrite du pneumogastrique droit non sectionné. Mort au bout de vingt-deux jours.

Le 3 mai 1887, on injecte dans le nerf pneumogastrique droit laissé intact d'un lapin deux gouttes de la solution éthéro-alcoolique d'huile de croton à 1 %.

La température rectale normale est de 39°4.

Le 5 mai, T. R. 40°. Le lapin va assez bien, l'oreille du côté lésé est plus chaude, plus congestionnée.

Le 8 mai, T. R. 39°2. Plus de troubles vaso-moteurs dans l'oreille droite.

Le 10 mai, T. R., 38°8. Urines légèrement albumineuses.

A partir de cette époque, l'animal s'affaiblit peu à peu.

Le 24 mai, le lapin a maigri, ses urines sont toujours albumineuses et il succombe dans la nuit du 24 au 25.

L'autopsie est faite le 25 dans la matinée. La *peau* enlevée laisse voir sur sa couche profonde de nombreuses plaques hémorrhagiques occupant toute la surface cutanée.

Hémorrhagies musculaires disséminées.

Le thorax ouvert montre à la partie antérieure du médiastin un vaste foyer hémorrhagique (caillots) qui occupe toute la partie antérieure et médiane du thorax. Ces caillots sont adhérents à la partie externe du feuillet pariétal du péricarde.

La cavité péricardique contient quelques gouttes d'un liquide roussâtre.

Le péricarde viscéral est le siège de vastes ecchymoses qui, par places, pénètrent dans le tissu cardiaque. L'endocarde est également parsemé d'ecchymoses.

Les *poumons* sont sains.

L'*estomac* est rempli de sang ; sa muqueuse est le siège de nombreuses hémorrhagies sous-muqueuses (pointillé, noyaux hémorrhagiques, ecchymoses). L'*intestin grêle* présente les mêmes lésions plus disséminées ; quant au *gros intestin*, ses altérations sont aussi intenses que celles de l'estomac.

Le *foie* est pâle et jaunâtre.

Le *pancréas* est rouge, congestionné.

Les *reins* sont gros, jaunâtres, pâles et friables. A la coupe, ils paraissent anémiés et sont presque uniformément jaunâtres.

Examen histologique. — *Foie.* — Malgré la pâleur apparente de l'organe, qui paraît tenir aux hémorrhagies finales, on constate à l'examen histologique qu'il y a dilatation très marquée des vaisseaux de l'organe. Les lobules sont mal dessinés, les espaces portes sont arrondis, les capillaires intra-lobulaires sont dilatés, surtout au centre du lobule. Les cellules qui avoisinent la veine intra-lobulaire sont aplaties et plus granuleuses que les autres.

Les parois de la veine sus-hépatique sont épaissies.

Dans les espaces portes, on note une prolifération de noyaux très disséminés ; de même dans l'intérieur des lobules. Dans les canalicules biliaires, il semble y avoir un peu de desquamation épithéliale.

Rein. — Le rein, malgré sa pâleur apparente, a, comme le foie, les vaisseaux vides de sang, mais très dilatés.

Dans la substance corticale, on note de la congestion des glomérules et une prolifération nucléaire autour des anses.

Quelques capsules sont épaissies, particulièrement dans les glomérules qui avoisinent les vaisseaux.

L'épithélium des tubuli est atteint de dégénérescence granulo-graisseuse, ses contours sont peu nets, ses noyaux difficilement colorables.

Au niveau de la substance intermédiaire, on voit que certaines des anses de Henle ont un épithélium qui présente des lésions particulières. L'épithélium de la branche descendante en certains points est hyalin, plus pâle qu'à l'état normal, il est également plus petit et presque embryonnaire. Il fixe bien le carmin et l'hématoxyline. Dans les branches ascendantes, certains tubes répartis par îlots présentent un état vitreux du protoplasma, les cellules sont semblables à des blocs à contours nettement dessinés en certains points, presque fusionnés dans d'autres.

Cette lésion est répartie par îlots et ne se montre pas sur toutes les coupes avec la même netteté.

Dans cette substance intermédiaire, les vaisseaux veineux sont très dilatés, ils séparent de distance en distance des faisceaux de tubes. Il y a beaucoup de cellules embryonnaires au pourtour de ces capillaires veineux.

En ce même point, quand la coupe passe par la voûte vasculaire et intéresse un gros vaisseau, on note de la périphlébite ou de la périartérite au début.

Dans la substance médullaire, l'épithélium de certains tubes droits présente soit un aspect hyalin, soit un aspect vitreux.

L'épithélium est, en général, cubique dans les tubes collecteurs au pourtour desquels il y a une prolifération conjonctive beaucoup plus nette que dans les autres régions.

En somme, il y a dans ce rein des lésions épithéliales d'un type spécial, (dégénérescense hyaline ou vitreuse) qui coexistent avec des lésions conjonctives débutant par deux foyers, l'un dans la région des tubes collecteurs principalement autour des vaisseaux veineux, l'autre au niveau des étoiles de Verheyen autour desquelles il y a un enfoncement cicatriciel qu'on aperçoit très nettement sur quelques coupes.

Expérience IV. — Lapin. Névrite du pneumogastrique droit non sectionné. Mort 17 jours après. Albuminurie. Néphrite. Congestion hépatique.

Le 15 octobre 1887, on injecte dans le pneumogastrique droit d'un lapin une goutte de solution éthéro-alcoolique d'huile de croton.

Le 25 octobre, traces d'albumine dans l'urine, pas de glycose.

L'animal succombe dans la nuit du 2 au 3 novembre.

AUTOPSIE. — *Estomac.* — Pointillé hémorrhagique sur la muqueuse, vastes hémorrhagies sous-muqueuses.

Poumons. — Gauche, sain ; droit, un peu d'emphysème, un petit point de pneumonie lobulaire. — Hydrothorax.

Cœur. — Caillots noirâtres dans les cavités, teinte un peu pâle du myocarde.

Foie. — Rouge foncé, violacé, très congestionné, friable.

Reins. — Congestionnés, un peu atrophiés. Résistance élastique. Substance corticale diminuée de volume. Substance médullaire rouge uniforme. Décortication facile.

A l'examen histologique on trouve des lésions voisines de celles précédemment décrites pour le foie et le rein.

On note seulement que la dégénérescence vitreuse des épithéliums du rein paraît n'exister que dans les tubes droits et n'atteindre que beaucoup moins les anses de Henle.

Expérience V. — Lapin. Injection d'huile de croton dans le pneumogastrique droit non sectionné. Mort quatre jours après. Glycosurie. Congestion hépatique.

Le 28 avril, à 2 heures de l'après-midi, on injecte dans le pneumogastrique droit au cou d'un lapin quelques gouttes de la solution éthéro-alcoolique d'huile de croton à 1 %.

Le 29, l'urine est *nettement sucrée*. Pas de troubles vaso-moteurs dans l'oreille ni dans l'œil du côté droit.

Le 30, urines *abondantes* contenant un peu d'albumine et des *traces de sucre*.

Le lapin succombe dans la nuit du 1er au 2 mai.

A l'autopsie, on trouve le *foie* très congestionné et le microscope permet de reconnaître l'existence d'une hépatite interstitielle, au début.

Le *rein* est congestionné. Ses cellules épithéliales sont surtout granuleuses et ne présentent pas les lésions spéciales décrites chez les autres animaux.

Dans ce cas, nous avons à noter la glycosurie très nette et la mort rapide.

Dans une autre expérience faite sur un chien, dans les mêmes conditions, nous avons obtenu des résultats analogues, sinon absolument identiques.

Expérience VI. — Chien. Injection d'huile de croton dans le pneumogastrique droit non sectionné.

Le 24 octobre, on injecte dans le nerf vague droit non sectionné d'un chien deux gouttes de la solution éthéro-alcoolique d'huile de croton à 1 %.

Le 3 novembre, l'animal a maigri, son urine présente des traces de sucre et contient une petite quantité d'albumine.

Le 5 novembre, urine légèrement albumineuse et contenant des traces de sucre. Volume 340 c.c. Urée 24 gr. 40.

Le 7 novembre, le chien est sacrifié.

Autopsie. — Rien dans les *poumons.*

On trouve dans l'épaisseur du *myocarde* un point de suffusion sanguine datant de plusieurs jours.

Rien dans le *pancréas.*

Le *foie* est congestionné.

Le *rein* est dur à la coupe, résistant. Les étoiles de Verheyen sont très apparentes.

La substance médullaire paraît divisée en deux couches : la profonde blanc nacrée avec stries vasculaires, la superficielle plus teintée. La substance corticale laisse également voir deux couches ; celle touchant à la capsule est très rouge, tandis que celle qui est voisine de la substance médullaire est d'aspect jaunâtre. Les glomérules apparaissent à l'œil nu sous formes de nombreux points rouges.

Examen histologique. — *Foie.* — Le foie présente, à un faible grossissement, un aspect assez semblable à celui du foie cardiaque au début ; les lobules sont peu apparents ; les espaces portes sont arrondis, les capillaires dilatés.

Les cellules voisines des veines sus-hépatiques sont aplaties plus que celles qui siègent à la périphérie.

Ces cellules sont granuleuses et renferment de nombreuses vacuoles. Les noyaux ne présentent pas de traces de divisions plus marquées qu'à l'état normal, leur noyau est seulement plus rebelle à la coloration.

Il y a toujours, comme chez les autres animaux, une infiltration diffuse de noyaux très disséminés dans l'épaisseur du parenchyme.

Rein. — Le rein présente des altérations conjonctives vasculaires et épithéliales.

Dans la substance corticale, il y a congestion intense des vaisseaux, surtout dans les glomérules et dans les gros vaisseaux veineux que l'on aperçoit sur la coupe.

Quelques capsules sont manifestement épaissies au pourtour des vaisseaux artériels, dont la tunique externe est également épaissie.

L'épithélium est granuleux, tuméfié, desquamé dans certains points ; au centre des tubes on trouve des amas granuleux et autour des vaisseaux des cylindres hyalins.

Dans la substance intermédiaire, les vaisseaux formant la voute vasculaire sont entourés d'une gaine conjonctive très épaisse qui dissocie les tubes sur leur parcours.

Les capillaires veineux sont extrêmement dilatés, ils forment, au milieu des tubes, des bandes vasculaires au milieu desquelles des vaisseaux, à direction longitudinale, anastomosés circulent entourés et séparés par un tissu de nouvelle formation riche en éléments cellulaires.

L'épithélium de quelques anses est atteint de dégénérescence hyaline tout aussi bien dans la branche grêle que dans la branche large de l'anse de Henle, mais surtout dans la première. D'autres ilots ont, au contraire, l'aspect vitreux déjà observé chez le lapin. Ils sont difficilement colorables par le carmin. Avec l'hématoxyline, tout le bloc se colore et les noyaux encore apparents sans coloration ne s'aperçoivent qu'à peine au milieu de la masse sombre.

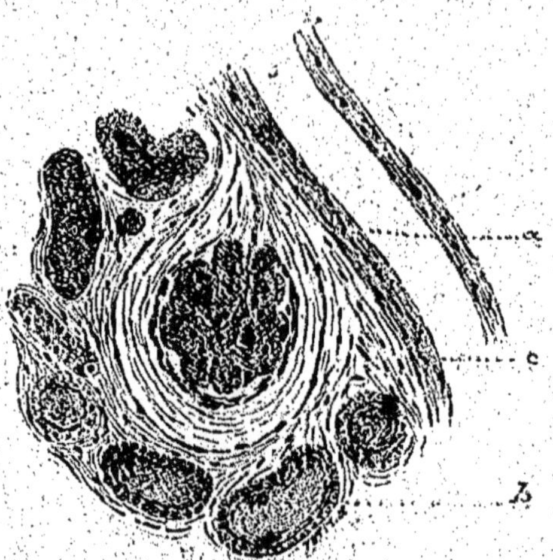

Fig. 1.
Début des lésions conjonctives au pourtour des vaisseaux dans la substance corticale du rein. — *a*, artère coupée obliquement ; *b*, tube contourné avec exsudat hyalin ; *c*, capsule épaissie.

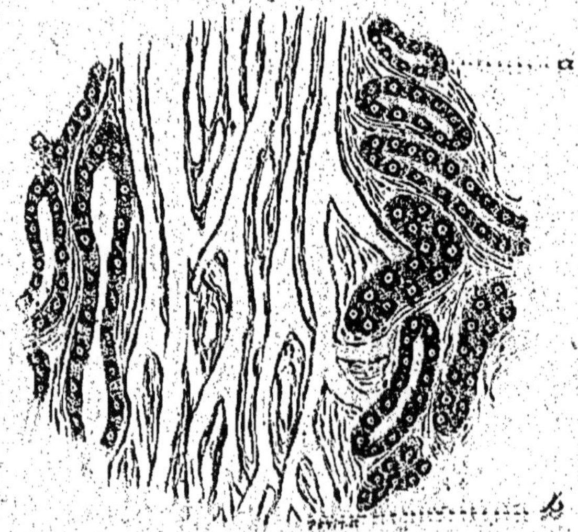

Fig. 2.
Début des lésions conjonctives dans la substance intermédiaire du rein : *a*, tube dilaté ; *b*, capillaire très dilaté.

Dans la substance médullaire, on voit de nombreux vaisseaux dilatés entourés de tissu de nouvelle formation.

L'épithélium des tubes droits et des tubes collecteurs dont le calibre est fortement diminué est absolument cubique et il est difficile de se rendre compte du trajet des tubes. Tout l'épithélium se perd en quelque sorte au milieu des éléments nucléaires qui l'entourent et dont les dimensions sont presque les mêmes.

En résumé, nous voyons que, dans ces différents cas de névrite du vague droit laissé intact, la survie a été variable, mais n'a jamais dépassé un mois. Elle n'a été, dans un cas, que de trois jours. Les symptômes ont été l'amaigrissement, la polyurie, l'azoturie, l'albuminurie, légère dans la plupart des cas et intense dans un, et enfin la glycosurie, mais pas constante, très nette dans un cas sans que nous ayons fait de dosages. Nous avons noté également le ralentissement du cœur.

Comme lésions : teinte jaunâtre du cœur, poumons sains, foie muscade, reins jaunâtres, pointillé glomérulaire, congestion de la substance médullaire. A l'examen histologique, les lésions du foie sont de l'hépatite interstitielle au début, l'état granuleux des cellules et leur aplatissement par dilatation des vaisseaux. Dans le rein, on trouve les mêmes lésions générales que dans les cas de névrite simultanée des deux vagues, sauf que les zones de dégénérescence dans la substance intermédiaire présentent un aspect différent ; le protoplasma est comme vitreux au lieu d'être franchement hyalin. Ce caractère n'a été nettement observé par nous que chez le lapin.

On voit que les symptômes et les lésions anatomopathologiques sont à peu près les mêmes que ceux qu'on observe à la suite de la névrite simultanée des deux vagues ; mais, en raison de la survie plus longue la dissociation des symptômes est plus nette et les lésions plus accentuées.

Nous arrivons maintenant à l'étude de la névrite d'un seul pneumogastrique provoquée par le même procédé mais dans le bout central ou périphérique après résection du nerf. Il importait de savoir si les effets observés se produisaient par voie centrifuge ou par voie centripète

B. — *Névrite du bout central du vague droit.*

On sait que l'excitation électrique du bout central du nerf vague provoque l'apparition de la glycosurie et, depuis les recherches de Laffont, on connaît bien par quelle voie l'excitation est transmise à l'organe hépatique. On pouvait donc supposer à priori qu'une irritation permanente du bout central du vague pouvait déterminer une glycosurie également permanente. Les expériences suivantes, faites sur des chiens, vont nous permettre de répondre à cette question.

Expérience VII. — Très jeune chien. Section du pneumogastrique droit, ligature du bout central et injection dans ce bout de poudre de lycopode. Survie.

Poids du chien, 6 kil. 700 ; T. R. 39°.

Le 24 mars 1887, à 5 heures du soir : section du pneumogastrique droit, ligature par un fil serré du bout central et injection dans ce bout d'un quart de cent. cube d'eau distillée tenant en suspension de la poudre de lycopode.

Après l'opération, on n'observe pas les phénomènes de vaso-dilatation constatés habituellement à la suite de la section du pneumogastrique au cou chez les chiens. Au contraire, les vaisseaux de la cornée paraissent contractés.

On met l'animal dans la cage à urines.

Le 25, pas d'urine.

Le 26, très petite quantité d'urine non sucrée.

Le 27, l'animal a excrété 200 c. c. d'urine qui contiennent

20 gr. 50 d'urée et paraissent renfermer une petite quantité de glycose.

Le 28, le chien a uriné 400 c. c., on y trouve 38 gr. 46 d'urée. Cette urine est sucrée et réduit nettement la liqueur cupro-potassique.

Aujourd'hui on constate une élévation très nette de la température dans l'oreille droite correspondant au nerf sectionné. La membrane clignotante est saillante.

Le 29, urine sucrée, non albumineuse.

Le 12 avril, T. R. 39°1. Urine non albumineuse, légèrement sucrée.

Le 27, traces de sucre dans l'urine. L'animal va bien.

23 mai, le chien paraît assez bien portant. Son urine contient du sucre. Chûte des poils sur la tête dans des endroits bien délimités (alopécie en aires). Au niveau de l'endroit dépourvu de poils, la peau est épaissie. T. R. 40°3.

Le 14 juin, pas de sucre dans l'urine.

Le 15 octobre, le chien va très bien. Ni sucre ni albumine dans l'urine.

Le 20 novembre, T. R. 37°9. Urine normale.

Le 15 janvier, on examine encore les urines, qui ne présentent rien d'anormal. La quantité d'urée excrétée dans les 24 heures est de 11 gr. 35.

A la fin de février, le chien est encore observé ; il se porte très bien, ses urines ne contiennent ni sucre, ni albumine.

Cet animal paraît donc revenu complètement à la normale onze mois après l'opération.

Un autre chien, opéré de la même manière quelques jours après le précédent, mais dont nous n'avons pas pris l'observation détaillée, est également en excellente santé et son urine ne renferme ni sucre ni albumine.

Donnons encore une expérience dans laquelle on pourra constater l'existence de l'azoturie excessive signalée il y a quelques années par MM. G. Sée et Gley.

Expérience VIII. — Chien. Résection du pneumogastrique droit. Ligature du bout central et injection dans ce bout de la solution d'huile de croton.

Le 20 février, sur un chien pesant 11 kg. 500, on résèque 2 centimètres environ du pneumogastrique droit au cou ; on lie le bout central et on injecte dans ce bout une goutte de la solution éthéro-alcoolique d'huile de croton à 1 %.

Le 22, urine de 24 h., 230 c. c. ; urée, 36 gr. 57 ; pas de sucre ; pas d'albumine ; couleur acajou foncé.

Le 24, urine de 24 h., 320 c. c. ; urée, 46 gr. 40 ; même teinte ; ni sucre ni albumine ; vomissements verdâtres dans la journée.

Le 26, le chien paraît bien portant, 310 c. c. d'urine émise en 24 heures, contiennent 43 gr. 26 d'urée, pas d'albumine, mais des traces de sucre.

A l'état normal ce chien excrétait de 14 à 17 gr. d'urée en 24 heures.

Nous voyons donc que, dans les cas de névrite du bout central du vague, les animaux ne succombent pas à la suite de l'opération : un chien en expérience depuis onze mois paraît aujourd'hui en bonne santé. Les phénomènes observés se bornent à des troubles de la sécrétion urinaire. Dans les premiers jours qui suivent l'opération, l'urine est alcaline ou neutre, foncée, de couleur acajou ; elle contient une grande quantité d'urée qui peut atteindre le quadruple de la normale (46 gr. 40 d'urée le 3e jour, 12 gr. 50 étant le chiffre normal) ; elle n'est pas albumineuse, mais elle présente dans la plupart des cas des traces de sucre. Ce dernier état, sujet à des exacerbations, apparaît quelques jours après l'opération et subsiste, avec des intermittences, pendant environ deux mois. Au bout de ce temps, tout est revenu à la normale, et l'on ne trouve plus ni sucre, ni albumine dans l'urine.

Ces expériences semblent nous montrer que ce n'est

point par voie réflexe que se produisent les désordres précédemment constatés. Il n'est donc peut-être pas nécessaire de faire intervenir les centres nerveux pour provoquer l'apparition des symptômes et des lésions que nous avons observés dans les névrites du vague non sectionné. Nos recherches sur les lésions du bout périphérique du pneumogastrique droit vont en effet nous montrer des résultats bien différents de ceux que nous avons obtenus en lésant le bout central.

C. *Névrite du bout périphérique du vague droit.*

Dans ces expériences faites sur deux chiens et un lapin nous avons soit coupé, soit réséqué le pneumogastrique droit ; puis nous avons lié le bout périphérique et injecté au-dessous de la ligature de la poudre de lycopode en suspension dans l'eau.

La première expérience qu'on va lire et dans laquelle la mort est survenue au bout de quatre mois est des plus intéressantes au point de vue des symptômes observés ; aussi allons-nous la relater in extenso.

Expérience IX. — Chienne — Névrite du bout périphérique du pneumogastrique droit réséqué. — Mort au bout de quatre mois.

Le 24 février 1887, sur un chien qui excrète normalement dans les 24 heures 300 cent. cubes d'urine contenant 12 à 15 grammes d'urée et dont la température est de 38.5, on isole le pneumogastrique droit au cou, on le lie, on le sectionne au-dessus de la ligature et on injecte dans le bout périphérique lié un demi-cent. cube d'eau distillée tenant en suspension de la poudre de lycopode. Presqu'immédiatement après la section, on note une injection vive de la conjonctive et une rétraction de la pupille du côté droit ;

l'oreille droite est également très injectée ; sa température est plus élevée qu'à gauche.

Le poids de l'animal est de 13 k. 500.

La chienne est placée dans une cage spéciale pour recueillir les urines.

Le 25. Urines abondantes : 380 c. c. Cette urine est très claire et contient 11 gr. 40 d'urée ; on y trouve des traces d'albumine, mais pas de sucre.

Le 26. L'animal accuse une soif vive, il boit énormément. Il excrète dans les 24 heures 610 c.c. d'urine claire, légèrement albumineuse non sucrée, contenant 16 gr. 47 d'urée.

Le 27. Soif extrême, l'animal boit pendant cinq minutes consécutives, l'appétit est vif. Les phénomènes vaso-moteurs de la face, bien que diminués, persistent encore.

Les urines sont claires, contiennent un peu d'albumine et 22 gr. 26 d'urée. Pas de sucre. Densité 1030.

Le 28. L'animal s'est échappé de sa cage et a uriné au dehors. Malgré cela, l'urine recueillie est égale à 1150 c.c. Cette urine, toujours claire, franchement albumineuse bien que légèrement, ne contient pas de sucre et renferme 23 grammes d'urée par litre.

Le 2 mars. L'urine recueillie par cathétérisme est albumineuse, non sucrée.

Le 4. Idem. T. R. 38°7.

Le 8. L'animal va bien, il mange beaucoup, boit énormément.

L'urine des 24 heures est, claire, albumineuse, en quantité relativement faible par suite de l'oubli du garçon de donner à boire au chien la veille ; malgré cela, 540 c. c. contenant 13 gr. 12 d'urée.

Le 9, on trouve un litre et demi d'urine claire, albumineuse, sans sucre, d'une densité de 1019.

Le 15. L'appétit est très augmenté ; l'animal a notablement engraissé, la soif est extrême ; le chien boit à tout moment, urine souvent et beaucoup.

Mêmes caractères de l'urine.

Le 21. Il y a un peu d'amaigrissement. La polydypsie est toujours extrême, ainsi que la polyphagie.

Le 22. L'animal a rendu 710 c. c. d'urine avec les mêmes

caractères que précédemment. La densité est de 1019; un peu d'albumine, pas de sucre. 19 gr. 88 d'urée.

Le 24. Urine de 48 h. 1010 c. c. Sa densité est de 1030; elle contient 40 gr. 40 d'urée. L'animal continue à maigrir; il a du catarrhe oculaire du côté droit. La polydypsie, la polyphagie persistent.

Le 12 avril. Les urines sont toujours claires, albumineuses, non sucrées, d'une densité de 1015. Polydypsie et polyphagie considérables. La chienne engraisserait plutôt à ce moment. T. R. 38°6.

Le 26 avril, T. R. 38°8. Chute des poils disséminée. On trouve deux eschares symétriques au niveau des ischions.

Le 20 mai. Amaigrissement notable; chute des poils, desquamation épidermique, les eschares persistent sans s'agrandir. Il s'est produit une ulcération à l'orteil d'une des pattes.

La chienne mange peu depuis quelques jours, mais la soif est toujours très vive.

Le 23, amaigrissement progressif, soif toujours extrême. Chute plus prononcée des poils, desquamation abondante, éruption papuleuse disséminée. Urine jaune ambrée, limpide, non sucrée, albumineuse. T. R. 39.2.

Le 24 juin, T. R. 37°4. Amaigrissement excessif (poids, 10 kg. 400), faiblesse extrême, la chienne reste couchée, ne peut se mouvoir qu'en rampant sur le sol et en se traînant; les membres sont raides.

Il semblerait que cette immobilité de l'animal doit être attribuée non seulement à sa faiblesse, mais aussi à une douleur angoissante analogue à celle qu'on a observée pendant les accès d'angine de poitrine.

On retire par la veine jugulaire environ 40 grammes de sang pour en faire l'analyse. Ce sang contient 0,066 d'urée pour 100 et 2 gr. 218 de glucose pour 1000. Son pouvoir absorbant pour l'oxygène est de 22 0/0.

Malgré l'état grave de l'animal, on constate donc un certain degré d'hyperglycémie, en même temps que la conservation du pouvoir absorbant du sang; il y a une accumulation assez nette d'urée dans le sang, signe d'insuffisance rénale.

Le 25, à 8 heures du matin, l'animal est couché sur le

côté droit, il ne peut marcher ; on observe quelques mouvements convulsifs. Le cœur bat irrégulièrement, la respiration, très ample par moments, est irrégulière, elle affecte un type analogue à celui de Cheyne-Stokes.

La température rectale est de 24° seulement. La chienne meurt vers 11 heures du matin.

AUTOPSIE. — Les *poumons* sont *absolument* sains.

Le *cœur* est un peu feuille morte et paraît présenter de la dégénérescence graisseuse de ses fibres.

L'*estomac* laisse voir un certain nombre d'ecchymoses sous-muqueuses ; sa muqueuse est hypérémiée.

Le *foie* est congestionné.

Le *rein* présente des altérations intenses. Il est blanchâtre à la surface, un peu diminué de volume, bosselé et dur.

A la coupe, teinte jaunâtre de la substance corticale, qui est parsemée de points rouges indiquant les glomérules. Hypérémie de la substance médullaire qui présente un aspect violacé.

Au niveau de la lésion du pneumogastrique, on trouve un point cicatriciel englobant la ligature et liant les deux extrémités.

EXAMEN HISTOLOGIQUE. — *Foie.* — On note dans le foie des altérations assez nettes, mais néanmoins relativement minimes par rapport à celles du rein.

Les lésions rappellent celles déjà vues sur les autres animaux et n'en diffèrent que par l'élargissement des espaces portes qui sont arrondis et plus prononcés.

La dilatation des capillaires, l'état granuleux des cellules, l'aplatissement des cellules centrales sont toujours manifestes.

Les contours des lobules sont peu nets.

Rein. — Le rein est atteint d'une néphrite surtout interstitielle extrêmement nette.

Même à un faible grossissement, on voit des bandes de sclérose qui partent de la substance médullaire en suivant le trajet des vaisseaux et se propagent en s'effilant pour s'enfoncer sous forme de coin dans la substance interm édiaire où elles se rejoignent avec une autre bande conique qui part des étoiles de Verheyen pour rejoindre la première.

Ces bandes scléreuses se rejoignent entre elles au moyen de zones intermédiaires se propageant aussi avec les vaisseaux et suivant le trajet de la voûte vasculaire.

Dans l'intérieur de ces zones, on trouve les lésions ordinaires de la néphrite interstitielle chronique sans altérations particulières. Dans l'intervalle, on retrouve la substance rénale beaucoup moins déformée avec des caractères spéciaux.

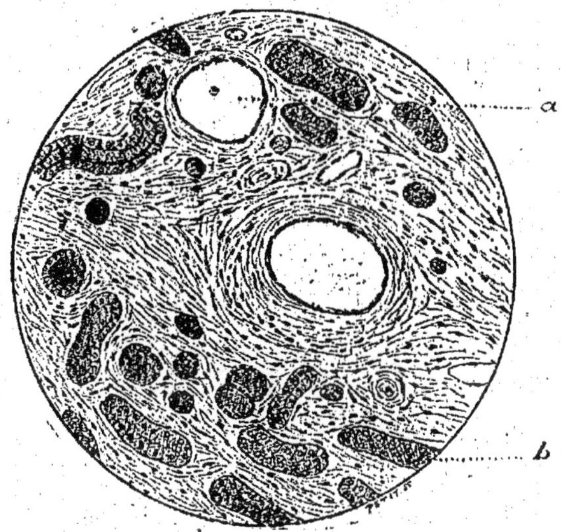

Fig. 3. —
Lésions conjonctives dans la substance corticale du rein — *a*, veine dilatée formant le centre de la zone scléreuse; *b*, tube contourné aplati.

Dans la substance corticale, on voit des glomérules simplement congestionnés avec exsudat dans la capsule, on en trouve d'autres en voie de transformation fibreuse.

Les épithéliums sont relativement peu malades, ils sont simplement granuleux et à contours peu nets.

Dans le voisinage des bandes scléreuses, on voit des conduits rétrécis ; ils sont au contraire plutôt dilatés dans l'intervalle.

Dans la substance intermédiaire, on note la dégénérescence hyaline de l'épithélium de certains conduits. Il n'y a pas, pour ainsi dire, de dégénérescence vitreuse.

Dans la substance médullaire, la prolifération conjonctive est diffuse, et a envahi à peu près toutes les régions. Le protoplasma des tubes est hyalin et il est extrêmement difficile de distinguer si un noyau appartient à une cellule épithéliale ou à une cellule conjonctive, tant le protoplasma est transparent et tant la richesse du tissu conjonctif en éléments cellulaires est grande.

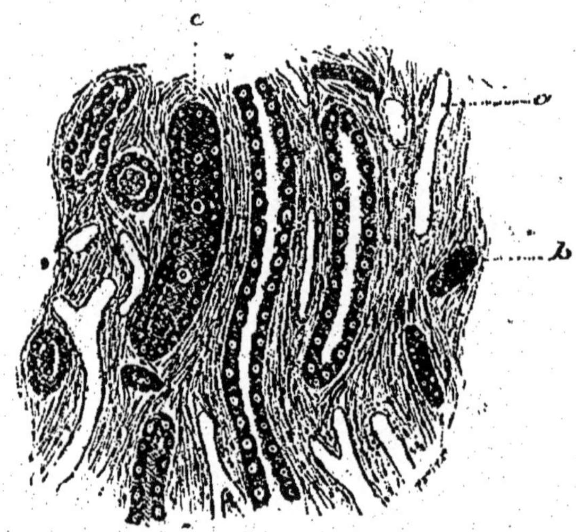

Fig. 4.
Lésions conjonctives dans la substance intermédiaire du rein. — *a*, capillaire dilaté ; *b*, tube urinifère comprimé par la prolifération scléreuse périvasculaire.

En résumé, ce rein présente les mêmes altérations essentielles que ceux des animaux précédents, mais seulement avec une accentuation plus nette des lésions conjonctives qui aboutissent chez ce dernier chien à une véritable sclérose systématique péri-vasculaire de l'organe.

Expérience X. — *Petit chien. Injection de poudre de lycopode dans le bout périphérique du pneumogastrique droit sectionné.*

La quantité d'urine émise normalement en 24 heures est de 109 c.c. L'urée excrétée dans le même temps est égale à

4 gr. 62. Enfin la quantité d'acide carbonique exhalée par les poumons en 10 minutes est de 1 gr. 31.

Poids du chien : 6 k. 340.

Le 10 décembre 1887, on résèque 3 cent. environ du vague droit ; on lie son bout périphérique et on injecte dans ce bout un quart de cent. cube d'eau distillée tenant en suspension de la poudre de lycopode.

Le 13 décembre. Urine de 24 h., 98 c. c. ; urée, 4 gr. 41 ; pas de sucre.

Le 15 décembre. Urine de 24 heures, 132 c. c. ; ni sucre, ni albumine.

Le 21 décembre. Urine de 24 h., 130 c. c. ; urée, 4 gr. 78.

Le 23 décembre. Urine de 24 h., 81 c. c. ; urée, 3 gr. 08.

Le 15 janvier. Urine de 24 h., 65 c. c. ; urée, 3 gr. 32 ; pas d'albumine ; glycosurie très nette.

Le 17 janvier. Urine de 24 h., 105 c. c. ; urée, 4 gr. 72 ; glycose, 0 gr. 94.

Poids du chien, 4 kg. 400.

L'animal mange très peu depuis quelque temps.

Le 23 janvier. Poids, 4 kg. 100.

Les 23, 24 et 26 janvier, le chien exhale par ses poumons 1 gr. 22 d'acide carbonique en 10 minutes.

Le 26 janvier. Urine de 24 h., 67 c. c. ; urée, 5 gr. 04 ; traces de sucre ; traces d'albumine.

Le 21 février, l'animal s'est remis à manger depuis quelque temps. Il exhale seulement 0 gr. 82 d'acide carbonique en 10 minutes.

Le 22 février. Urine de 24 heures, 182 c. c. ; urée, 11 gr. 28 ; traces de sucre.

Le 24 février. Urine de 24 h., 265 c. c. ; urée, 16 gr. 43 ; pas de sucre ; traces d'albumine.

L'urine est claire, limpide, de couleur jaune citron.

Les poils tombent.

Ce chien a succombé à la fin d'avril : nous n'avons pas pu faire son autopsie, mais nous avons tenu cependant à publier l'observation en raison de la glycosurie très nette qu'il a présentée un peu plus d'un mois après l'opération.

Expérience XI. — *Lapin. Section du pneumogastrique droit et ligature du bout périphérique.*

Le 30 avril, on sectionne, à 5 heures du soir, le pneumogastrique droit d'un lapin dont la température rectale est de 39°2 et on fait une ligature serrée sur le bout périphérique.

Le 5 mai, l'animal va bien, T. R. 39°8.

Le 8 mai, T. R. 39°. Un peu de diarrhée.

Le 10 mai, T. R. 39°4. Glycosurie légère, traces d'albumine.

Le 24 mai. T. R. 40°. Amaigrissement extrême, faiblesse excessive ; l'animal marche avec peine.

Le 27 mai. T. R. 39°6. Même état.

Le 28 mai, pas d'albumine dans l'urine, traces de sucre.

Mort le 1er juin.

Pas d'autopsie.

La lecture de ces expériences montre que chez les animaux (chiens et lapins) auxquels on a injecté de la poudre de lycopode dans le bout *périphérique* du nerf vague droit préalablement réséqué, la survie a été longue, surtout chez les chiens (4 mois dans un cas ; du 24 février au 24 juin 1887). La mort est survenue dans les trois cas publiés ; mais nous avons un chien qui, opéré il y a deux ans et demi, vit encore et est bien portant après avoir été malade pendant les premiers temps.

Le tableau symptomatique a été très complexe.

Le premier phénomène qui apparaît est une légère tachycardie et un changement très net dans les propriétés physiques des urines qui deviennent claires, abondantes et légèrement albumineuses ; la quantité d'urée s'élève peu à peu, mais arrive rarement au double de la quantité normale. Pendant cette première période, qui dure un mois ou deux chez le chien, on observe des phénomènes moins constants que les précédents qui sont la polydipsie, la polyphagie et quelquefois un peu de glycosurie chez le lapin. On peut voir également survenir de l'anorexie et des vomissements. Il est presque de règle que, dans cette première période, l'animal augmente de poids. Notons également que les échanges pulmonaires conservent à peu près la même activité qu'à l'état normal. Dans une seconde période, la polyurie persiste et même s'exagère, ainsi que l'azoturie ; le cœur s'est peu à peu ralenti, l'amaigrissement survient (un chien a perdu plus du tiers de son poids), l'exhalation de l'acide carbonique diminue, la température reste constante. Mais c'est surtout à ce moment que nous observons la glycosurie qui est soumise à des oscillations tant au point de vue de la quantité de glycose qu'au point de vue de sa présence dans les urines ; elle n'est jamais néanmoins très considérable et, lorsqu'elle a existé, elle n'a jamais dépassé plus de 10 grammes de sucre par litre.

En même temps surviennent des troubles trophiques cutanés (chute des poils, éruption papuleuse, eschares).

Enfin la faiblesse s'accentue de plus en plus, la température baisse, le cœur devient irrégulier, la respiration se ralentit et prend un type spécial rappelant le rhythme de Cheyne-Stokes ; on voit quelquefois chez le lapin des hémorrhagies sous-cutanées et sous-muqueuses et l'animal succombe au milieu d'accès convulsifs avec une température très basse (24° dans un cas).

A l'autopsie, à côté des lésions accessoires sur lesquelles nous avons insisté précédemment, on trouve la teinte feuille morte du myocarde, un foie congestionné dans lequel l'hépatite interstitielle est devenue assez nette et rappelle le début de la cirrhose cardiaque et enfin un rein atteint de néphrite interstitielle absolument typique, surtout chez le chien. Cette néphrite se caractérise par des lésions épithéliales analogues à celles déjà décrites, par l'hypérémie des glomérules et de la substance médullaire et par une prolifération conjonctive qui débute par les étoiles de Verheyen et par les vaisseaux veineux droits. De ces deux points partent, en effet, des zones de sclérose qui se rejoignent et forment des ponts cicatriciels donnant au rein un aspect granuleux et bosselé.

Les névrites du bout périphérique du vague droit, produites chez les animaux à l'aide de nos méthodes expérimentales, déterminent donc, chez ceux-ci, un désordre profond de la nutrition, une véritable maladie, se terminant ordinairement par la mort qui survient à la suite de lésions organiques accentuées.

Sans conclure à l'identité absolue des symptômes et des lésions du diabète spontané avec les phénomènes que nous avons observés chez nos animaux, nous ne pouvons cependant nous empêcher d'y trouver une grande analogie. La polyurie, la polydypsie, la polyphagie avec des rémittences et des exacerbations, la glycosurie assez fréquente, l'albuminurie, l'azoturie, l'augmentation de poids, puis l'amaigrissement sont des symptômes qu'on ne rencontre guère réunis que dans le diabète. Quant aux altérations anatomiques du foie et des reins, celles que nous avons constatées dans nos expériences à la suite des névrites du vague pratiquées soit dans la continuité du nerf, soit dans son bout périphérique, sont absolument identiques à celles qui ont été si bien décrites par M. le professeur Strauss, dans les cas de diabète.

Aussi croyons-nous fermement que ces expériences doivent être prises en sérieuse considération. Il importe maintenant de les varier et de les compléter et nous ne désespérons pas de donner bientôt des résultats encore plus nets qui permettront de mieux comprendre le mécanisme de la production du diabète spontané.

C'est par cette phrase que nous terminions un

mémoire publié au mois d'avril 1888 dans les *Archives de Physiologie*. Depuis cette époque nous avons poursuivi nos recherches; nous avons répété nos expériences, nous en avons fait de nouvelles, en même temps que nous étudiions avec le plus grand soin tous les glycosuriques qui se présentaient à notre observation.

Cette étude comparative nous a confirmé dans notre opinion; nous avons observé en clinique un certain nombre de faits qui offraient une évidente analogie avec ceux qui nous avaient été fournis par l'expérimentation et, à l'heure actuelle, nous nous croyons en droit de poser des conclusions nettes et précises :

I. — Quand on crée une névrite double et simultanée des pneumogastriques, la mort survient au bout de quelques jours avec des lésions et des symptômes très analogues à ceux qui suivent la section des mêmes nerfs. Si, pour prolonger la durée de l'expérience et rendre l'observation plus aisée, on pratique une injection interstitielle de poudre inerte ou de substance irritante, d'abord dans un seul nerf, puis quelques semaines plus tard dans l'autre, la survie est plus longue. Les animaux, à la suite de la première injection, ont de la polyurie avec légère albuminurie ; après la deuxième, on voit survenir des troubles gastriques (vomissements) qui s'accompagnent d'une soif vive et d'un amaigrissement expliqué par l'inanition. L'urée excrétée diminue et la glycose apparaît dans l'urine (0 gr. 14 de sucre par kilogramme d'animal en 24 heures).

La mort survient un mois environ après la deuxième opération ; les altérations anatomiques consistent surtout en lésions congestives et inflammatoires des poumons et des viscères abdominaux.

II. — Lorsqu'on opère sur un seul nerf, dans la continuité, la survie des animaux est sensiblement en rapport avec l'intensité de la névrite. Chez le lapin, comme chez le chien, on voit apparaître l'amaigrissement, la polyurie, l'azoturie au début et une glycosurie intermittente pendant toute la durée de l'expérience. Quand la mort arrive, on trouve des lésions qui portent principalement sur le rein, le foie, le cœur et le tube digestif. Les poumons sont à peu près sains. Le rein est congestionné et l'examen histologique y fait découvrir les lésions décrites par Armani dans les glomérules et la substance intermédiaire du rein des diabétiques : il y a toujours de la sclérose d'origine artérielle, à divers degrés d'évolution.

Le foie présente une congestion de nature particulière, avec état granuleux de ses éléments. Le cœur est le siège d'une myocardite interstitielle (piliers). Enfin, l'estomac et l'intestin grêle présentent une dégénérescence particulière de la muqueuse analogue à celle décrite par Cantani dans les cas de diabète.

III. — Pour savoir si tous ces phénomènes étaient dus à une action centripète ou centrifuge du nerf, nous avons commencé par irriter le bout central du vague, après résection.

Dans ce cas, on observe, pendant les jours qui suivent l'opération, que l'urine fortement colorée, alcaline, contient une quantité d'urée qui peut être quatre fois plus grande qu'à l'état normal. Chez quelques animaux, on y constate la présence de la glycose. Mais ces troubles sont passagers, s'atténuent peu à peu et, au bout de quelques semaines, l'animal est complètement rétabli.

Nous avons conservé un chien depuis deux ans et son état de santé est parfait.

Il peut cependant arriver que la mort survienne avec des lésions identiques à celles qui sont indiquées dans le paragraphe précédent; mais alors l'autopsie montre qu'il y a restauration partielle du nerf avec inflammation, et nous nous trouvons en présence d'une névrite du nerf dans la continuité.

IV. — Les propriétés trophiques d'un nerf persistant longtemps après sa section, nous avons pensé, puisque nous étudiions surtout l'action trophique du nerf vague, à faire des injections interstitielles dans son bout périphérique isolé. Tandis que la section pure et simple d'un de ces nerfs n'entraîne pas la mort, nous avons vu, au contraire, après irritation du bout périphérique de l'un d'eux, se développer un ensemble de symptômes qui a toujours abouti jusqu'ici à la mort, dans un délai de quatre à six mois (chez le lapin, la survie est moins longue).

Pendant une première période, on constate un engraissement lent et progressif de l'animal en rapport avec la polyphagie qui se montre en même temps. (Un chien pesant 8 kg. 500 atteint le poids de 10 kg. en trois mois.) On note également la polyurie, phénomène constant qui a pour conséquence une soif vive. L'urine contient une petite quantité d'albumine ; cette urine est très limpide, de couleur jaune paille. Dans quelques cas, on observe, en même temps une glycosurie intermittente (10 gr. de sucre par litre dans une expérience). L'urée excrétée augmente peu à peu tant que dure la polyphagie, en même temps les échanges gazeux intra-pulmonaires deviennent plus actifs (1 gr. 90 CO^2 par kilogramme et par heure, au lieu de 1 gr. 50, chiffre normal).

Cette première période dure environ trois mois ; puis, progressivement, l'animal maigrit, perd ses forces ; la polyurie et la polydypsie persistent, l'albumine et le sucre peuvent encore être décelés ; mais la polyphagie disparaît et souvent on voit survenir des vomissements. Il n'est pas rare de constater des troubles trophiques cutanés. L'urée diminue, les oxydations se rapprochent de la normale avec des oscillations. A cette époque le sang contient néanmoins un léger excès d'hémoglobine active et de glycose.

Cet état va en s'aggravant, l'animal devient extrêmement faible, sa maigreur est excessive. (Dans un cas, de 13 kg. 500, le poids est tombé à 9 kg. ; dans un autre, de 8 kg. 700, il est descendu à 5 kg. 500.) Enfin, presque brusquement, on voit apparaître un état dyspnéique, la température s'abaisse dans des proportions considérables (de 39° à 24°) et l'animal succombe. A l'autopsie, on observe les lésions suivantes :

Dans la cage thoracique les poumons sont à peu près sains ; le cœur présente seulement une légère teinte feuille morte avec quelques ecchymoses sous-endocardiques ; dans la cavité abdominale, le foie est rouge et congestionné ; le pancréas est hypérémié et présente des points hémorrhagiques ; l'estomac et les intestins sont le siège d'ecchymoses sous-muqueuses ; les reins sont plutôt diminués de volume, hypérémiés, avec pointillé glomérulaire.

L'examen histologique a révélé que les lésions les plus importantes siégeaient dans le cœur, le foie, l'estomac et le rein. Le cœur présente, surtout au niveau des piliers, des îlots de myocardite interstitielle périvasculaire. Dans le foie, il y a congestion artérielle, dilatation des capillaires, aplatissement des cellules irrégulièrement distribué, et l'altération peut aller jusqu'à la formation de lacs sanguins. L'estomac (petite courbure) est lésé dans sa couche muqueuse, qui est le siège d'une sorte de sclérose périglandulaire, avec dissociation progressive des éléments épithéliaux. Le rein présente des lésions épithéliales et interstitielles ; il y a de la sclérose périartérielle, de la dilatation des glomérules, des dégénérescences hyaline, graisseuse, cireuse et vitreuse des cellules épithéliales dans la zone intermédiaire (lésions d'Armani). Le pancréas est congestionné, il y a parfois des points hémorrhagiques dans son épaisseur ; les cellules épithéliales sont un peu granuleuses.

D'après ce qui précède, nous croyons pouvoir conclure qu'il est possible, par irritation centrifuge du nerf vague, de reproduire chez les animaux les diverses variétés du diabète clinique, tantôt insipide, tantôt azoturique, tantôt glycosurique, suivant des prédispositions individuelles absolument comme chez l'homme.

Nous ajouterons que, au point de vue clinique, nos recherches personnelles nous ont permis de vérifier, sur presque tous les points, l'analogie de notre maladie expérimentale avec le diabète spontané, pour lequel nous adoptons la théorie névrotrophique.

Recherches sur le déterminisme du diabète pancréatique expérimental.

Dans notre étude physiologique, nous avons signalé l'existence de lésions du pancréas chez les chiens qui succombaient à la suite de la névrite provoquée du nerf vague ; à l'examen macroscopique on voit des points hémorrhagiques à la surface et dans l'épaisseur de la glande ; au microscope, on constate de la congestion, un développement marqué du tissu conjonctif entourant les acini et un état légèrement granuleux des cellules épithéliales.

Ces altérations anatomiques sont loin de présenter la gravité de celles qui ont été constatées chez les malades succombant à cette forme de diabète à laquelle *Lancereaux*, qui en a fait le premier l'étude clinique et anatomo-pathologique, a donné le nom de diabète pancréatique. Aussi nous bornons-nous à les signaler sans commentaires.

Nous voulons surtout, dans ce paragraphe, dire quelques mots de l'importante découverte physiologique de *Minkowski* et *von Mering* et des recherches que nous avons faites pour essayer d'en comprendre le déterminisme.

C'est en 1889 que les deux savants allemands publièrent les résultats de leurs expériences sur les troubles consécutifs à l'ablation totale du pancréas et en particulier l'apparition d'une glycosurie permanente aboutissant à la mort.

Cette découverte, venant à l'appui des faits cliniques dans lesquels on avait constaté la corrélation du diabète et des lésions pancréatiques, semble autoriser à penser que le pancréas n'est pas sans influence sur la régulation de la glycogenèse animale.

Malheureusement, si les faits sont concluants, leur interprétation reste encore fort obscure et l'on éprouve une très grande difficulté pour mettre en évidence le mécanisme de l'expérience de Minkowski et von Mering.

Cependant, ce qui importe le plus, ce n'est pas de savoir que l'ablation totale du pancréas entraîne la glycosurie, mais bien de spécifier par quel mécanisme cette opération peut entraîner un trouble dans la glycogénie normale.

Pour arriver à ce but, nous avons fait un certain nombre d'expériences qui ne nous ont pas encore fourni le résultat désiré, mais qui nous ont néanmoins permis d'éliminer un certain nombre d'hypothèses admissibles à priori.

Nous avons tout d'abord répété l'expérience d'ablation totale du pancréas et nous avons obtenu des résultats absolument identiques à ceux signalés par Minkowski et von Mering, puis par *Lépine*.

Le fait de la glycosurie consécutive à l'ablation du pancréas est pour nous hors de doute, mais comment l'expliquer? Plusieurs hypothèses sont plausibles.

I. On peut, en se basant sur les expériences de Schiff et de Corvisart, admettre que *la diastase pancréatique est normalement contenue dans le sang et éliminée par le pancréas*. Dès lors, si cette diastase n'est plus absorbée par le pancréas absent, elle doit être retenue dans l'organisme en trop grand excès et par suite la transformation de la réserve de glycogène doit subir une sensible augmentation.

Si on adopte cette manière de voir, il est évident qu'on devrait provoquer de la glycosurie en augmentant expérimentalement le taux des diastases circulant avec le sang. Nous avons essayé de vérifier cette conséquence, mais nous n'avons pas obtenu le résultat attendu.

Nous avons d'abord injecté à des lapins des quantités successivement croissantes de diastase végétale récemment préparée. Nous avons, dans ces cas, constaté chez nos animaux l'apparition de troubles passagers : frisson, léger abaissement de température, mais cet état n'a pas persisté et d'ailleurs, au point de vue qui nous occupe, les urines n'ont pas contenu de glycose ; nous avons cependant constaté l'élimination de la diastase par l'urine.

On serait en droit de croire que cette diastase d'origine végétale ne jouit pas de l'activité de la diastase pancréatique et que notre insuccès tient à cette cause d'erreur.

Pour nous mettre à l'abri de cette objection, nous avons essayé une autre méthode. Nous avons pris le pancréas d'un chien tué par section du bulbe à une période où, d'après Schiff, la glande est à son maximum de charge, nous l'avons broyé dans un mortier au contact de l'eau salée à 6 pour 1000, légèrement tiédie.

La macération ainsi obtenue a été injectée, après filtration, à un autre chien, qui a présenté ; aussitôt après l'injection, quelques troubles généraux : selles diarrhéiques, frissons, faiblesse musculaire, nausées ; mais, de même que chez le lapin, ces phénomènes n'ont duré qu'une heure ou deux et l'urine des jours suivants n'a pas renfermé de sucre.

L'hypothèse que nous voulions vérifier n'était donc

point exacte et doit être abandonnée, car il semble probable qu'un excès de diastase dans le sang ne produit point la glycosurie.

II. Une deuxième hypothèse, émise récemment par le professeur Lépine (1), doit être examinée. On peut supposer que le pancréas céderait au sang un *ferment servant à la destruction de la glycose*. Après l'ablation totale, ce ferment ne passant plus dans le sang, la glycose ne pourrait plus être détruite, et on verrait se produire de l'hyperglycémie et une glycosurie consécutive. Cette hypothèse semble au premier abord peu vraisemblable, et il nous paraît difficile de faire jouer au pancréas le rôle d'une glande vasculaire sanguine. M. Lépine donne, il est vrai, comme une preuve de la possibilité de ce processus une expérience dans laquelle il a constaté la disparition de la glycose dans une solution de cette substance mise en contact avec une macération de pancréas ; mais, quand on sait avec quelle rapidité le sucre disparaît dans les solutions mises au contact du sang ou des matières organiques fraîches, on ne peut attacher à cette expérience qu'une importance fort minime.

Nous avons voulu vérifier plus directement cette deuxième théorie. Pour cela, nous avons lié chez un chien la presque totalité des veines venant du pancréas. Pendant les deux jours qui ont suivi l'opération, l'urine n'a jamais contenu de sucre ; l'animal a succombé le troisième jour sans lésions locales suffisantes pour expliquer la mort. Signalons, en passant, ce fait que l'urine renfermait de l'albumine et des peptones.

La suppression des veines du pancréas, en empêchant cette glande d'envoyer dans l'économie un ferment destructeur du sucre, devait provoquer de la glycosurie ; il n'en a rien été et ce fait négatif est en oppo-

(1) *Lyon médical*, 29 décembre 1887.

sition avec la deuxième hypothèse que nous venons de discuter.

III. Puisqu'on ne peut trouver dans l'hypothèse de l'excrétion ou de la formation d'un ferment par le pancréas une explication plausible du fait qui nous occupe, il faut chercher une autre interprétation.

Rappelons tout d'abord que Minkowski a éliminé l'hypothèse de *lésions nerveuses* comme cause de la glycosurie, le manuel opératoire suivi par lui excluant toute possibilité d'une lésion du plexus solaire ; de plus, l'autopsie ne lui a jamais révélé d'altérations importantes dans le voisinage du pancréas. D'ailleurs, dans les expériences d'ablation partielle du pancréas, où les lésions nerveuses devraient être également produites, on n'observe pas de glycosurie.

Mais on peut envisager une autre conséquence nécessaire de l'ablation du pancréas, c'est la suractivité de la circulation hépatique par *suppression totale d'une circulation collatérale importante.* A notre point de vue, cette cause possible de glycosurie mérite d'autant plus d'attirer l'attention que toutes nos recherches antérieures tendent à démontrer qu'il y a dans toute glycosurie une lésion univoque : *la dilatation du réseau artériel du foie.*

Rappelons en outre que, récemment, un autre expérimentateur, dont nous n'avons pas encore vérifié les résultats, a annoncé à l'Institut l'existence d'une glycosurie consécutive à l'ablation de la rate.

Pour contrôler cette idée, nous avons pratiqué sur le chien des ligatures multiples des diverses branches du tronc cœliaque.

Un chien auquel nous avons lié le 23 octobre 1889 : 1° l'artère splénique (gastro-épiploïque gauche et splénique), 2° l'artère gastro-épiploïque droite avant l'origine de la pancréatico-duodénale, n'a pas présenté de glycosurie pendant les premiers jours qui ont suivi l'opération. Pendant les mois de novembre et de décembre, l'animal nous a paru en assez bonne santé et nous n'avons pas examiné ses urines ; ce n'est que le 10 janvier 1890 que nous avons vu apparaître un état de faiblesse musculaire qui faisait que l'animal trébuchait en marchant. L'urine, analysée quelques jours après, renfermait de la glycose et, dans un dosage fait le 24 janvier, nous en avons trouvé 9 grammes 30 par litre.

Le 26 janvier 1890, le chien a succombé, et l'autopsie a montré de la congestion de la plupart des viscères. A l'examen chimique du foie, nous avons vu qu'il ne renfermait ni glycogène, ni glycose.

Nous avons tenu à publier cette expérience, en raison de l'importance que nous attachons aux troubles de la circulation hépatique dans la production de l'hyperglycémie. Elle plaide en faveur de la dernière hypothèse sans cependant la démontrer et sans exclure l'idée d'une action des ferments. Elle montre, en tout cas, qu'une glycosurie suivie de mort peut être, chez le chien, la conséquence de la suppression d'une circulation collatérale de l'artère hépatique suffisamment importante, car nous avons vu que le même phénomène ne se produisait pas lorsqu'on ne liait qu'une des branches du tronc cœliaque.

Ajoutons que le pancréas, dans notre expérience, ne paraissait pas altéré macroscopiquement, ce qui n'a pas lieu d'étonner, puisque la circulation a pu se rétablir dans cette glande par l'artère mésentérique non liée.

Quoi qu'il en soit, le fait que nous indiquons de l'apparition de la glycosurie à la suite de la ligature de la plupart des artères du pancréas nous a paru mériter d'être signalé. On pourra peut-être l'utiliser pour arriver à fixer le déterminisme de l'expérience de Minkowski et von Mering.

CHAPITRE DEUXIÈME

DES ALBUMINURIES NÉVROPATHIQUES

Asthme. — Névropathie cérébro-cardiaque.

Dans le chapitre consacré à l'action du vague sur la sécrétion rénale nous avons mis en évidence les rapports qui existent entre ce nerf et le rein. Ses fonctions vaso-motrices nous paraissent hors de doute et ce point de physiologie normale dont l'importance saute aux yeux va trouver son application pratique dans l'étude de pathologie expérimentale qui va terminer notre travail.

Ces connaissances physiologiques nouvelles jointes à celles qui viennent de nous être fournies par nos recherches sur la pathogénie du diabète nous ont en effet permis de mettre en évidence certains états morbides du rein mal définis jusqu'ici et qui, croyons-nous, mériteraient d'avoir une place à part dans le cadre nosologique.

Dans une thèse faite sous notre inspiration et avec nos conseils, un de nos élèves, M. Pessez, a développé nos idées à ce point de vue (1).

En provoquant expérimentalement l'irritation du pneumogastrique nous avons constaté des modifications de la sécrétion urinaire et, en particulier, l'apparition de l'albumine dans l'urine.

(1) Essai sur les polyuries et albuminuries d'origine nerveuse, *Thèse de Paris*, 1889.

Ces recherches confirmées, au moins en partie, par les travaux de M. Masius, de Liége, permettent de conclure avec certitude qu'il existe une corrélation entre le fonctionnement du rein et l'intégrité du nerf vague.

On a depuis longtemps décrit en clinique divers syndromes analogues au mal de Bright, mais en différant par une marche anormale et par une évolution toute spéciale. Ce sont ces cas qui ont été décrits dans la science sous les noms de diabète sans glycosurie, de diabète albumineux, d'albuminurie chez les tuberculeux, chez les dyspeptiques, de névropathie cérébro-cardiaque, d'asthme, etc. Ce qui distingue ces états morbides du mal de Bright proprement dit, c'est la coexistence avec l'albuminurie de symptômes variés du côté de certains organes qui sont lésés simultanément et probablement sous l'influence d'une même cause morbide.

En étudiant avec soin quelques malades qui répondaient à cette définition générale nous avons pu constater qu'il y avait entre l'expérimentation physiologique et les observations cliniques une concordance assez grande pour que nous puissions aujourd'hui donner les éléments du diagnostic différentiel entre le mal de Bright ordinaire et les albuminuries que nous appellerons *névropathiques*.

Il serait trop long, dans cette étude de physiologie pathologique, d'exposer en détail les observations cliniques de nos malades, nous allons nous borner à donner le type clinique de la maladie avec ses périodes successives.

Un des premiers symptômes qui attire l'attention, c'est l'existence de troubles dyspeptiques (douleurs gastriques, pyrosis, digestions pénibles). D'autres fois, on constate, du côté des poumons, des accidents variés tantôt purement fonctionnels comme des accès de dyspnée, de *pseudo-asthme*, des points pleurétiques, dans certains cas un peu de congestion bronchique, tôt provoqués par des lésions anatomiques, comme la tuberculose ou la symphyse pleurale, qui jouent, comme nous le verrons par la suite, un rôle important dans la pathogénie des accidents. Les malades se plaignent en même temps de palpitations cardiaques qui peuvent être accompagnées de crises syncopales. L'examen du cœur ne révèle aucune lésion organique, si ce n'est parfois une légère hypertrophie. La modification la plus importante est celle qui porte sur le rythme cardiaque qui peut s'exagérer par accès, mais qui a plutôt tendance à se ralentir (pouls lent permanent). Cet état correspond à celui qu'on appelle en clinique *névropathie cérébro-cardiaque.*

En général, parmi ces trois ordres de symptômes gastro-cardio-pulmonaires, un seul attire plus spécialement l'attention et domine la scène pathologique.

Notons, en outre, dans le cours de cette première période, une augmentation sensible dans le volume d'urine excrété dans les 24 heures et, par moments, un état général mauvais et hors de proportion avec l'intensité des symptômes observés.

Tels sont les signes précurseurs qui doivent attirer l'attention du côté du rein et qui constituent *la période préalbuminurique* de la maladie.

Dans certains cas, à ce moment et sous l'influence d'un traitement approprié, tout peut rentrer dans l'ordre et la maladie disparaître sans laisser de traces, ainsi qu'en témoignent quelques observations. Mais il peut aussi se faire qu'au lieu de s'amender les symptômes persistent et alors la maladie arrive à *la période d'état.* Nous voyons apparaître l'albuminurie légère et transitoire qui peut disparaître comme la glycosurie prédiabétique sous l'influence de l'hygiène et d'un traitement antispasmodique.

En même temps, la plupart des symptômes prémonitoires dont nous avons parlé persistent et s'accentuent, tout en se localisant d'une façon plus spéciale sur l'un des viscères, le cœur particulièrement, et c'est alors qu'on observe les souffles inorganiques signalés par divers auteurs.

Enfin, si la maladie continue à évoluer, l'albuminurie devient permanente, les altérations rénales sont définitives et, dans cette dernière période, on voit les symptômes classiques du mal de Bright dominer toute la scène pathologique.

L'interprétation des accidents que nous venons de décrire a toujours été considérée comme fort difficile par tous les auteurs qui ont décrit des états morbides analogues. La difficulté consistait surtout à relier les troubles rénaux aux phénomènes cardio-pulmonaires observés. L'expérience nous ayant montré que le *nerf pneumogastrique* innerve non seulement l'estomac, le poumon et le cœur, mais aussi le rein, on peut s'expliquer facilement la coexistence et la corrélation des lésions anatomiques de ces quatre viscères par des troubles d'innervation de ce nerf; mais ces troubles peuvent être d'origine et de siège variables. D'après les observations que nous publierons dans un autre travail, on constate que tantôt il s'agit purement d'une action réflexe et tantôt de lésions irritatives du nerf siégeant sur différents points de son trajet. Dans ce dernier cas on trouve soit au niveau de l'estomac (gastrites, ulcères, tumeurs, etc.), soit beaucoup plus fréquemment au niveau du poumon dans la région du sommet (tuberculose, pleurésie), un englobement du nerf dans un foyer irritatif souvent retrouvé à l'autopsie. Cette dernière lésion explique la fréquence de ces albuminuries névropathiques à la suite des pleurésies et de la tuberculose du sommet. Plus rarement on a constaté l'inflammation des racines du vague. Dans certains cas d'une interprétation plus difficile le trouble d'innervation du pneumogastrique pouvait être rattaché à une irritation des noyaux d'origine bulbaire par lésion directe ou bien par suite d'altérations capsulaires ou corticales siégeant sur le trajet intra-cérébral (?) de certaines fibres.

En résumé, nous pensons que, quelle que soit l'origine de la lésion irritative du nerf, il se produit d'abord des troubles vaso-moteurs des organes viscéraux (cœur, poumon, estomac) innervés par le pneumogastrique puis alors peu à peu et, si les causes irritatives restent constantes, la lésion nerveuse devient chronique et finit par déterminer, du côté du rein, des altérations qui deviennent définitives ainsi que l'expérience directe nous l'a démontré.

Quant à la thérapeutique de ces albuminuries névropathiques, il est évident qu'elle ne peut être que palliative pendant la dernière période de la maladie. Mais, dans la période prodromique et même dans la période d'état, on peut intervenir d'une façon efficace en employant les médicaments antinervins (opium, belladone, bromures, antipyrine, etc.) (1).

(1) Dans la discussion qui a suivi la lecture d'une note que nous avons faite sur ce sujet en 1889 à l'Association française pour l'avancement des sciences, M. Pierret a donné quelques détails intéressants sur la nature des lésions observées sur le système nerveux dans certaines affections (tabes) coïncidant avec des troubles vaso-moteurs. Il a signalé aussi que, dans les cas d'altérations inflammatoires des fibres du vague qui se rendent à la colonne grêle, il avait observé des crises gastriques tabétiques, de la gastrorrhée, de la gastroectasie, des polyuries, des albuminuries, etc.

D'après le même savant, on constate, chez les arthritiques névropathes, une albuminurie fréquente et instable, en même temps qu'il existe chez eux tantôt de la polyurie, puis de l'oligurie, tantôt de l'albuminurie, de la phosphaturie, de l'oxalurie, de l'azoturie. Mais on ne sait si ces phénomènes sont d'origine nerveuse ou s'ils sont dus à une prédisposition individuelle de l'arthritique.

En résumé, M. Pierret croit aux troubles sécrétoires d'origine nerveuse directe, mais il croit aussi à une sorte d'hérédité physico-chimique ?

Nous terminons ici notre étude de physiologie pathologique. On voit, comme nous l'avons indiqué au début, que nous n'avons pas fait, comme dans la partie consacrée à la physiologie pure, un exposé détaillé et méthodique de l'état de nos connaissances sur cette vaste question. Nous avons voulu seulement publier les résultats de nos recherches personnelles.

Ces résultats, nous les avons obtenus en faisant des expériences et en prenant simultanément des observations sur les malades et sur les animaux.

C'est une nouvelle preuve des grands services qu'est appelée à rendre à la médecine l'union intime de la physiologie et de la clinique.

Nous avons montré dans la partie physiologique que le pneumogastrique, comme nerf moteur, sensitif, vaso-moteur et trophique exerçait son influence sur la plupart des viscères. Il s'en suivait nécessairement que son irritation devait provoquer des modifications dans le fonctionnement de ces organes et amener par ce fait des troubles considérables dans la nutrition de l'organisme. La clinique a confirmé les données fournies par l'expérimentation et nos recherches de physiologie pathologique ne laissent aucun doute sur le rôle considérable que doivent jouer les altérations du vague dans la pathogénie d'un grand nombre de maladies.

Clermont (Oise) — Imprimerie Daix frères, 3, place Saint-André.

TABLE DES MATIÈRES

CHAPITRE QUATRIÈME

Troisième partie.

Quatrième partie.

CHAPITRE PREMIER

CHAPITRE DEUXIÈME

PRINCIPAUX TRAVAUX DES MÊMES AUTEURS

Travaux faits en collaboration par MM. ARTHAUD et BUTTE

Recherches sur la pathogénie du diabète. (Archives de Physiologie, 1888, et C. R. Acad. des Sciences, 1889.)

Des albuminuries névropathiques. (Association française pour l'avancement des Sciences. (Congrès de Paris, 1889.)

Action du nerf pneumogastrique sur la sécrétion rénale. (Archives de Physiologie, 1890.)

Action de la ligature de l'artère hépatique sur la fonction glycogénique du foie. (Archives de Physiologie, 1890.)

Sur un nouveau procédé de dosage de l'acide urique. (Annales de la Policlinique de Paris, 1890.)

Travaux de M. le Dr ARTHAUD

Recherches expérimentales sur l'étiologie de la tuberculose (en collaboration avec le Dr Raymond). (Archives de médecine, 1883.)

Pathogénie et structure des petits kystes de l'épididyme (en collaboration avec le Dr Monod). (Archives de Physiologie, 1885.)

Etude sur le testicule sénile. (Paris, 1885.)

Considérations sur la classification des tumeurs du testicule (en collaboration avec le Dr Monod). (Revue de Chirurgie, 1887.)

Moyens de rendre l'organisme réfractaire à la tuberculose (en collaboration avec le Dr Raymond). (Etudes sur la tuberculose, 1887.)

Altérations du testicule en ectopie (en collaboration avec le Dr Monod). (Archives de médecine, 1887.)

Traitement étiologique de la tuberculose par le tannin (en collaboration avec le Dr Raymond). (Études sur la tuberculose, 1883.)

Étude sur la tuberculose. (Annales de la Policlinique, 1890.)

Statistique médicale des cas de tuberculose traités depuis six ans par la médication tannique. (Congrès de la tuberculose, 1891.)

Etude sur la fréquence relative des divers modes de contagion de la tuberculose. (Congrès de la tuberculose, 1891.)

Travaux de M. le Dr BUTTE

Recherches sur les variations de l'exhalation pulmonaire de l'acide carbonique (Influence de quelques médicaments et de certains états déterminés expérimentalement). (Paris, 1883.)

Recherches expérimentales sur les lésions intestinales produites par les poisons dits drastiques. (Société de médecine légale de France, 1886.)

Du sublimé comme antiseptique. Etude critique et clinique sur l'intoxication par le bichlorure de mercure employé comme agent d'antisepsie. (Nouvelles Archives d'obstétrique et de gynécologie, 1886.)

Recherches expérimentales sur l'intoxication par le sublimé employé pour le lavage des muqueuses saines et des plaies (en collaboration avec le Dr Doléris). (Nouvelles Archives d'obstétrique et de gynécologie, 1886.)

Recherches expérimentales sur la pathogénie de l'éclampsie (en collaboration avec le Dr Doléris). (Répertoire universel d'obstétrique et de gynécologie, 1886.)

Recherches expérimentales sur la vitalité du fœtus. (De l'urémie expérimentale. Modifications du milieu intérieur de la mère. Hémorrhagies de la mère (en collaboration avec le Dr Charpentier). (Nouvelles Archives d'obstétrique et de gynécologie, 1887, 1888, 1889.)

Action physiologique et thérapeutique de l'extrait de guaco (Aristolochia cymbifera). (Paris. Publications de la Policlinique de Paris, 1890.)

Recherches sur l'état de la fonction glycogénique du foie au moment de la mort dans quelques maladies. (Archives de physiologie, 1891.)

Action de la valériane et de quelques autres substances médicamenteuses sur la destruction de la glycose par le sang. (Annales de la Policlinique de Paris, 1891, et C. R. Académie des Sciences, 1891.)

Sur une nouvelle méthode de traitement de la teigne tondante. (Congrès de Dermatologie, 1889.)

Résultats obtenus dans le traitement de la tricophytie du cuir chevelu à l'Ecole des teigneux de l'hôpital Saint-Louis (en collaboration avec le Dr Quinquaud). (Société française de dermatologie, 1891.)

La Teigne à Paris. Les hôpitaux et les écoles de teigneux. (L'Assistance, 1891.)

Prostitution et Syphilis. (Action du Dispensaire de salubrité de la Ville de Paris pendant les trente dernières années). (Paris, Masson, 1890.)

Clermont (Oise). — Imprimerie DAIX frères, place St-André, 3.

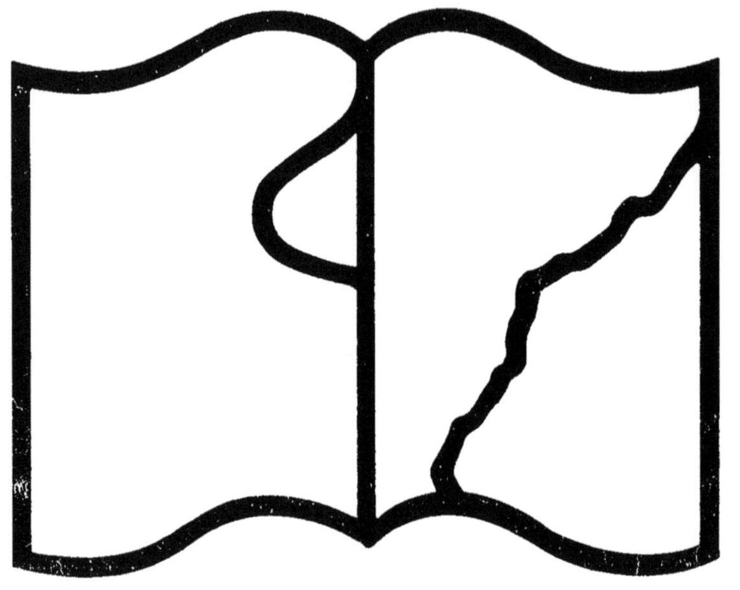

Texte détérioré — reliure défectueuse

NF Z 43-120-11

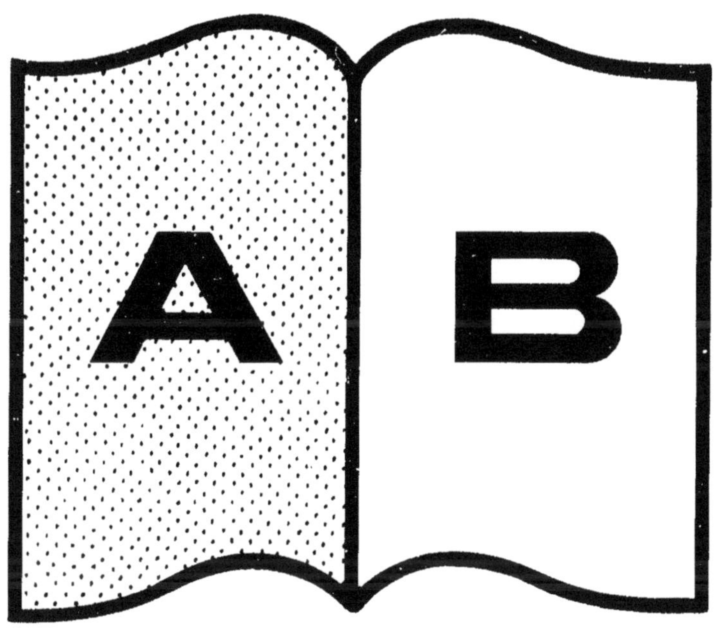
A
B

www.ingramcontent.com/pod-product-compliance
Ingram Content Group UK Ltd.
Pitfield, Milton Keynes, MK11 3LW, UK
UKHW020321230726
13925UKWH00002B/544

9 782013 695886